K.D.C.グループ代表
神谷規明

人生の9割は歯並びで決まる

はじめに

皆さんは、矯正歯科治療にどのようなイメージがありますか？

治療費が高そう、見た目がイヤだ、大人になってからではもう手遅れ、時間がかかって大変そう——。良い印象を持たれている人は少ないかもしれません。また生まれつき歯並びが良く、それほど気にしていない人にとって、矯正歯科治療は縁のない世界の話なのかもしれません。

しかし私は「人生１００年時代」と言われる今、すべての人に矯正歯科治療をお勧めしたいと思っています。なぜならば、矯正歯科治療は人生を変えることができるから！

実は歯科医師である私自身、前歯が出ていたことを「個性」と捉えて歯学生になりました。けれど心の奥底ではコンプレックスに感じていたことを、ここで告白します。今振り返れば、特に思春期にあった中学や高校時代など、前歯を気にしていた時期がありました。

そして縁があって大学時代に矯正歯科治療を行うことになり、歯並びが良くなったことで自分に自信が持てるようになったのです。

食事で口元を気にすることがなくなり、笑いたいときも表情豊かに大きく笑えるようになりました。そのような実体験があるため、歯科医師として日々患者さまと向き合う今も、矯正歯科治療の過程で表情が明るくなっていく様子を目にするたびに、当時の自分と重ねています。心の底から「良かったですね」と思えるのです。

こうした矯正歯科治療のメリットは、私自身が痛感した一人。本書では、「なぜ矯正歯科治療が人生を変えられるのか」について、お伝えしていきたいと思います。

現在、私は東京・池袋と沖縄本島にて、マウスピース矯正治療（主にインビザライン治療）を中心に、歯の治療やデンタルエステを行う歯科医院を開院しています。同時に、インビザライン矯正治療の導入サポートを行う会社も運営しており、この会社と2つの歯科医院を傘下に持つK.D.C.グループの代表を務めています。

このインビザライン治療は、アライナーと呼ばれるオーダーメイドで作られた透明のマウスピースを使うことから、〝見えない矯正〟と呼ばれています。数多のメリットや効果については本編で詳しくお伝えしますが、所沢にあった「まつおか矯正歯科クリニック」（のちに池袋へ移転）では、2006年からインビザライン・システムによる矯正歯科治療をスタート。所沢駅から徒歩5分の立地にあることから、西武池袋線・新宿線の沿線にお住まいの方によく利用していただいておりました。

「池袋はならび矯正歯科・神谷」は2015年7月にオープンし、2020年に現在の場所に移転しました。都心のターミナルステーションである池袋駅から徒歩1分というアクセス至便な立地にあることから、お越しになる方は、通勤通学で池袋駅を利用する方を中心に20～40代の女性が最も多く、そのほか50代以上の方、男性、職業柄人前に立つ機会のある方など、さまざまな方がいらっしゃいます。

２０２２年には、沖縄の那覇空港から車で15分ほどの場所に「おきなわ矯正歯科」(沖縄県豊見城市）を開院。今後も分院の展開を予定している私たちのグループが提供しているのが「歯守矯正《はまもりきょうせい》」です。

この「歯守矯正」は私の造語なのですが、矯正歯科治療によって歯の健康を守ることとは、お口の中の健康を守ることにつながり、さらに身体と心の健康も守るという考えを表したものです。

もともとは歯学生時代に出会った師匠であり、福岡県福岡市にある「エフスタイル・ケーアイデンタルオフィス」で理事長を務める伊藤正彦先生に、「口は命の入り口、心の出口」という言葉を教わりました。その意味は「口があるから、食べることで生きる力を育め、言葉を発することで思いを伝えられる」というもの。だからこそ「歯科医師として口の健康を守りたい」というものでした。

私は伊藤先生から伺った言葉に感銘を受け、現在も「お口は 命の入り口 心の出口」という言葉をグループのフィロソフィーとして、すべてのスタッフと共有しています。

また、健康的な身体と心をもたらす矯正歯科治療には5つのメリットがあります。

その内容は次のとおりです。

①**ブラッシングしやすくなることで、虫歯や歯周病のリスクを軽減**……治療によって歯並びが良くなると、歯と歯が重なる部分がなくなり、隅々まで自分でブラッシングをすることができます。たとえ生まれつき歯並びが良いと思われる人でも、歯ブラシが届かない箇所というのがあるのです。その箇所をなくすことで虫歯リスクを減らし、歯を健康に保つことができるのです。

②噛み合わせが良くなる……そもそも噛み合わせが悪いと、よく噛まずに食事をすることになってしまい、唾液の分泌量が少なくなり、虫歯や歯周病の原因となります。さらに歯ぎしりによる睡眠障害や、肩こり、腰痛、頭痛、イライラなど、身体に不調を生む要因にもなります。つまり噛み合わせが良くなれば、体調不良の改善を期待することができるのです。

③審美性が高まり、自信を得られる……昨今人気の高いホワイトニングも、歯の本来の審美性を高めてから施術をしたほうが色ムラがより少なくなるなど、効果を高いものにすることができます。そして見た目が良くなると自分に自信を持てるようになります。私自身も体験しましたが、歯並びが良くなると笑顔の際に表情を気にしなくなるのです。「笑いたいのに気にして思い切り笑えない」といったストレスやコンプレックスがなくなり、自然と笑顔が増え、そうしていられる自分に自信が持てるようになります。

④発音が良くなる……正しい発音ができるようになることから、滑舌が良くなり、人と話すことにも自信を持てるようになります。

⑤一生自分の歯で食事ができる……歯並びを整えると歯を健康に保ちやすい口内環境となり、生涯を通して自分の歯で食事ができる可能性が高まります。歯を失うと栄養の吸収や運動能力を低下させ、老化を早め、認知症のリスクが高まると言われています。自分の歯を生涯保ち、健康的に年齢を重ねるうえでも、歯科矯正は何歳から始めても遅くはないのです。

ここまで矯正歯科治療のメリットをお伝えしてきましたが、お勧めする治療にはいくつかの方法があります。その中で私が専門にしているのは、インビザライン・システムによる治療です。歯の表側にブラケットという装置を装着し、ワイヤーで歯列を調整していく従来の方法ではなく、個人個人にオーダーメイドで制作するアライナー（歯科矯正治療用マウスピース）を使って治療をします。

ワイヤー式の歯列矯正法では、数年にわたる治療の間は矯正装置を取り外すことができません。しかしインビザライン・システムでは、歯磨きをする際にはアライナーを取り外せて隅々まで歯を磨くことができ、矯正期間中の虫歯のリスクを減らすことができます。

万が一、大きなストレスを感じたときなどに一時的でも矯正装置を外せることは、心理的な負担のケアにつながります。これはインビザライン・システムの独特な特徴だと言えるでしょう。

歯を動かし終えるまでにかかる期間はワイヤー矯正と変わらないところまで進化していますが、時間をかけてゆっくり自分の歯をメンテナンスしていく感覚に近いところもインビザライン・システムの特徴です。少しずつ口元を気にせず会話や食事を楽しみ、大きく笑えるようになったりと、治療のステップが進むたびに人生が明るいものへ変化していくプロセス自体も楽しめます。

このように矯正歯科治療には歯並びだけを治す以上のメリットがあります。口内環境だけでなく、身体と心も健康に導くのです。

そのため誰もがごく一般的に矯正歯科治療を受けられる社会となれば、虫歯で痛い思いをする人が減るだけでなく、笑顔が増え、自分に自信を持てる人が増え、世の中はもっと明るくなっていく。私は、心の底からそう思っているのです。

＊本書の内容は、インビザライン・ジャパン社と、同社を通じてアライン・テクノロジー社に相談をしたうえで記載されています。その内容すべての責任は著者である神谷規明に帰属します。

2023年5月　神谷規明

人生の9割は歯並びで決まる 目次

第2章 歯を守る矯正歯科治療を勧める5つの理由

第3章 〝見えない矯正〟とは何か？

第　1　章

心にある「お口は、命の入り口、心の出口」という哲学

地域に愛された歯科医師の父

歯科医師を志すようになった背景には父の姿がありました。父は、祖父が昭和27年（1952年）に東京・練馬で開業した「神谷歯科医院」を引き継ぎ、歯科医療に専心していたのです。その姿は町の歯科医師というもので、患者さまである地域に暮らす人たちと真摯に向き合っていました。

今では私もデンタルクリニックを開業し、親子3世代にわたって歯科医師となった様子から「カエルの子はカエルなのだな」という印象を抱かれると思います。しかし小学校を卒業するまで、私は「絶対に歯科医師にだけはなるものか」という思いを抱いていました。

人の口の中に触れるなんて――。

歯科医師には当たり前の行為に対して、当時の私にはとても強い抵抗感があったのです。

意識が変わったのは中学生の頃でした。家族で近所を歩いているときなどに、父が地域の人たちから親しげに声をかけられる様子が目に入るようになったのです。「先生のおかげで食事ができるようになりました」「おかげで歯の痛みがなくなったよ」といった声が聞かれ、そう告げる皆さんは総じて好意的な笑みを浮かべていたのです。声をかけられた父も嬉しそうにしていて、私は子供ながらに誇らしさを覚えました。

それからというもの、父が感謝の声をかけられる場面と出会うにつれ、心境に変化が生まれるようになっていきます。歯科医師に対して「広く敬意を持たれるすごい仕事だな」と素直に感じるようになり、その職を生業とする父には尊敬の念が募っていったのです。やがて「私も父のように、誰かに感謝される仕事がしたい」と考えるようになったのは自然の流れでした。そして歯科医師の道を意識するようになったのです。

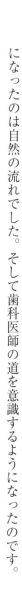

苦学生だった歯学生時代

将来は歯科医師になる夢を持ちながら、しかし中学・高校時代の私の興味は野球のみ。特に野球が強い学校ではなかったものの、下手の横好きと言いますか、毎日野球をしている時間が好きで仕方ありませんでした。

多くの生徒が部活動を引退する高校2年の終わり以降も野球に熱中してしまい、受験は見事に失敗。心を入れ替えてのぞんだ浪人生活は、志望校に定めた北海道大学のある札幌へ移住し、現地の予備校に通いながら受験勉強に邁進しました。

けれど結果は不合格――。背水の陣の覚悟を持って東京で迎えた2年目の浪人生活を経て、ようやく九州の福岡県にキャンパスのある九州歯科大学歯学部に入学することができました。

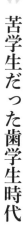

言うまでもなく、両親にはかなりの経済的な負担をかけてしまいました。夢を実現するためとはいえ、強く反省したことを覚えています。

晴れて歯学生になった後は経済的な自立をしなければと思い、かけもちでアルバイトをこなしていました。そして1日が授業と実習、硬式野球部の活動、アルバイトで占められる多忙な学生生活がさらに厳しい状況に陥ったのは3年生のとき。父が脳梗塞で倒れたのです。

どうにか持ち直した父はクリニックを続けることができました。しかし翌年に脳梗塞を再発したときには、後遺症も残ったことから続けることは難しいと家族で判断。閉院することにしたのです。

当然、実家に暮らす両親の経済状況は不安定となります。そこで私は大学4年で受けられることになった奨学金から仕送りをすることに。学費と生活費は、それまで以上にアルバイトをこなして賄う毎日となりました。

コンビニエンスストアでおにぎりを買うお金ももったいないと節約し、部屋でご飯を炊き、おかずは納豆のみといった日が続く毎日は、優雅な浪人時代と一変して苦学生の生活そのもの。唯一のリフレッシュは大好きな野球です。平日の練習、週末の試合では無心になって白球を追いかけ、それ以外の時間は勉強とアルバイトに明け暮れるといった学生生活後半は、あっという間に過ぎていきました。

「お口は、命の入り口、心の出口」

卒業が見えてくると、改めて「もう実家のクリニックを継ぐことはできないのか」という寂しい気持ちを感じ、その一方で、自分はどのような歯科医師になりたいのかを模索するようになります。

そうした未来を想う日々の中で、転機となる一つの出会いがありました。それはアルバイトをしていた家庭教師先の生徒さんの叔父さんで、私の通う大学のＯＢでもあり、福岡市内の天神でデンタルクリニック「エフスタイル・ケーアイデンタルオフィス」を営んでいた伊藤正彦先生とのものでした。

歯科医師が治療に向き合う現場のリアルを体感したいと常々思っていた私は見学を懇願。快諾していただきお伺いすると、歯科医師でありながらローカルラジオのＤＪもするというユニークな方であることを知りました。そんな伊藤先生がよく口にしていたのが、「口は命の入り口、心の出口」という言葉です。

口は食べ物を取り込み、呼吸をする〝命の入り口〟であり、思ったことを発する〝心の出口〟でもある。

いわば、心身を健康に保つうえで欠かすことのできない大切な器官の一つだというのです。

確かに考えてみると、自分の歯でよく噛んで食べ、身体に栄養を取り入れる役目を口は担います。呼吸をして口から取り込んだ酸素は、体内で細胞エネルギーを活性化させるために不可欠です。さらに口から発する言葉を通して、誰かと通じ合い、生きる喜びを分かち合ったり、悲しみを癒すことができます。

人が健康的に生きるために必要なのが口なのです。

その言葉は歯科医師としての矜持と呼べるもので、それまでとにかく治療の術を学んできた学生の私には、雷に打たれたような衝撃的なものでした。

改めて、口、口腔ケア、歯に携わる仕事に就きたい思いが強くなり、そのことを伝えると、「口の健康が大事ということを一人でも多くの人に伝えたいから、あの言葉は神谷くんもたくさん使ってくださいね」と言っていただきました。無論、現在も当グループのスタッフで共有する合言葉になっています。

そしてインビザライン・システムの矯正歯科治療に携わるようになり、口は「笑み」への入り口でもあるのだなと感じています。

歯並びや口元に抱いていたコンプレックスを乗り越え、何も気にせず大きく笑えることは心の健康に影響します。まず、自分に自信がつきます。すると心の出口から発せられる言葉もポジティブなものが増えていきます。

そんな幸福の循環を生み出すことが、インビザライン治療の目指すところでもあるのです。

矯正歯科の道へ

治療の基本を学び、金言と出会って歯科医師への思いを強めていた学生時代の私は、あるとき自分の歯のことが気になり、近くで評判の良いデンタルクリニックに通うことにしました。そこへは歯垢除去などクリーニング目的も含め通っていたのですが、あるとき思いがけない事実を知ることになります。私の歯は凸凹が原因で、自分では磨けない部分があるというのです。

診察してもらった歯科医師や歯科衛生士さんに「どうすれば磨けるようになりますか?」と何度も聞きました。すると歯磨き指導の基本である歯ブラシの持ち方、あて方、磨き方、磨く時間を20分から30分に増やすことをアドバイスされたのち、最終的には「矯正歯科治療をしないと、隅々までしっかりと磨けるようにはなりません」と答えられました。

さらに「治療をしない場合は、定期的に通院してクリーニングをすることと、毎食後、20分以上の時間をかけて丁寧に歯磨きをすることをお勧めします」とも言われました。

自分の歯の一部を自分で磨くことが難しい。その事実に、私は強烈なショックを受けました。

歯科医師を目指している自分でさえも、人に頼り、かつ多くの時間を割かないと歯の健康を維持することができないなんて――。

しかし矯正歯科治療をすれば自分で磨く時間の短縮になる。その言葉は無視できないものでした。

ちなみに私の口腔環境が特殊なわけではありませんでした。その歯科医師によると、「奇跡的と呼べるほど歯並びが良い人を除いて、ほぼすべての人は磨きにくい部分があるもの」だというのです。

自分の歯なのに、自分では磨けない部分がある。どこか理不尽さを感じ、同時に矯正歯科への興味の扉が開いた瞬間でした。

矯正歯科治療を実体験

実はその頃、奨学金の受給とアルバイトを多くこなしていたことで、わずかながら貯えができていました。そこで当時使える自由なお金を、自己投資としてすべて矯正歯科治療に注ぎ込むことにしたのです。

お願いしたのは大学の先輩が歯科医師として勤務する、九州歯科大学附属病院の矯正歯科です。先輩には厚意から「材料費だけでいいよ」と言っていただき、ついに矯正歯科治療のデビューをすることができました。

治療には材料費もかかりますが、その技術を身につけるまでにたくさんの時間と労力を費やします。しがない学生の私に「材料費だけでいいよ」と快く引き受けてくださった先輩には、今でも深く感謝しています。

とにもかくにも、好奇心旺盛な当時の私は、みずから体験ができることに喜びを覚えました。ちなみに当時はワイヤー矯正の一択で、定期的に通院する必要がありました。しかし、ここで一つの問題が生じます。矯正歯科治療ではよくあることなのですが、当初の予定より治療が長くかかり、大学卒業までに治療を終え、保定のステージに進むことができなくなったのです。

　またその頃、卒業と同時に介護が必要な父と、父の介護をしている母がいる東京へ戻る必要がありました。つまりワイヤー矯正の定期的なチェックが行えなくなったのです。というのも、矯正歯科の治療法にはデンタルクリニックごとにオリジナリティが見られます。そのため福岡で施した治療法を都内で引き継ぐのは難しく、実際、帰京後に相談目的で訪れたクリニックでは、治療費のすべてを新たに支払う必要があると言われました。

インビザライン・システムとの出会い

　結果として、帰京した私の矯正歯科治療のプランは頓挫しました。その後の私は都内で見つけた研修先での仕事が忙しくなり、早朝に出勤して終電で帰宅するような日々になっていったのです。

日中は外来の一般診療を受け持ち、あいた時間で矯正歯科に関するセミナーや研修に足を運ぶ生活を送るように。そのあいだ矯正用のワイヤーははめたままで、歯科医師によるチェックもない放置状態です。そして、そのような診察と勉強の毎日のなかで出会ったのが、インビザライン・システムによる治療法でした。

インビザライン・システムは、0.5〜0.7㎜という薄く透明な素材でできたアライナーというマウスピースを使って矯正歯科をする治療法です。発祥はアメリカで、アライン・テクノロジー社が開発。現在は世界中で１４５０万人以上の方が治療を受けている高い実績を誇っています（２０２３年3月時点）。

日本に法人が設立されたのは２００２年。私がその存在を知ったときの日本においては、まだ紹介されたばかりの新しい治療法でした。

日本へは10名ほどの歯科医師がインビザライン治療法を持ち込んだと言われていま

す。そのうちの一人、ハーバード大学で矯正歯科の勉強をされてきた松岡伸也先生に私は直接連絡をしました。目的は、先生が埼玉県所沢市で営む「まつおか矯正歯科クリニック」（当時）でインビザライン・システムによる施術を見学させていただき、スキルと経験を増やすことです。

松岡先生からの承諾を得た私は、定職のクリニックで診察・治療を行い、合間を縫って先生のところへ通い詰めるようになっていきます。ついにはアルバイトを経て、非常勤勤務医として働かせてもらうところまでお世話になりました。

先生のご厚意から実務の経験を積めたことは何よりの財産です。加えて、いまだ〝ワイヤー矯正難民〟だった状況へも手を差し伸べていただき、インビザライン・システムで矯正歯科治療をする貴重な経験もできました。

実際に体験してみると、まず口の中の違和感が少ないことに驚いたものです。同じく実際に体験したワイヤー式の治療と比べて非常に楽で、アライナーはいつでも取り外せることから、矯正期間中でも歯磨きが行え、食事も治療前と同様に楽しむことができました。

治療にあたっては、まず治療計画を立てます。次に、その計画に基づいて制作されたクリンチェックと呼ばれる3Dのシミュレーション動画を使って、治療が終わるまでのロードマップを確認しました。そして、このクリンチェックこそがインビザライン・システムの最たる特徴です。

その動画は、歯の動き方と最終的な歯並びを〝可視化する〟という未来を映すものであり、患者さまは治療過程の共有が歯科医師との間でなされることで、安心して治療にのぞむことができるのです。

一方、ワイヤーを使用した矯正法や他のマウスピース矯正法は、歯が動いていく状況を定期的に確認しながら治療を進めていきます。そのため通院が不可欠となるのです。しかしインビザライン治療の場合は、計画に沿って作られたアライナーを正しく装着しながら日々の生活を送れば、クリニックに通う回数を大幅に減らすことが可能となります。また、私のように治療を中止しなくていいところも魅力でしょう。

歯は、どうして動く?

ちなみに、ワイヤー治療で私の治療期間がのびたのは、私がゴムかけをサボってしまったことに大きな要因があります。治療がある程度進んだタイミングで行うゴムかけは、上顎の歯列と下顎の歯列につけられた各々の矯正装置にまたがってゴムをかけることによって、歯を動かし、噛み合わせの改善を狙います。しっかりと噛める機能性も伴った歯列を得るためにも1日20時間以上を目安に、食事と歯磨きの時間以外は装着している必要があるのです。

期間はそれまでの治療の進展状況によって変わり、数ヶ月から数年ほどと言われるのですが、その間は自分でゴムかけを毎日行わなければならず、私にはかなりの負担だったのです。

インビザライン・システムでもゴムかけは必要になります。しかし日中も夜間もゴムをかけ続けるのが難しいことであるのは、私自身が体験を通して知っています。そこで文献を調べ、成長ホルモンが最も多く分泌される時間帯が夜10時から午前2時の間であることや、歯の動きには周囲の骨の代謝が密接に関わっていることを知りました。

そもそも歯列矯正によって歯が動くのは、身体に備わる骨の代謝機能を利用しているからです。歯は歯根膜という繊維に包まれ、さらにそのまわりを顎の骨によって包まれています。

固い歯と顎の骨の間に柔軟な繊維の歯根膜があるという構図になりますが、矯正歯科治療で歯に弱い力を与えると、この歯根膜が伸縮していくのです。そして伸びた側も縮まった側も元へ戻るような働きをし始め、その影響は破骨細胞の働きとして見られるようになります。

破骨細胞とは、古い骨を吸収することで新陳代謝を狙う重要な細胞のことで、歯根膜が縮んだ部分では周囲の骨を吸収し、歯根膜が伸びた部分では骨を増やしながら、歯根膜の幅を一定に保とうとする働きをします。

こうした医学的なエビデンスもあり、「それならば夜間の就寝時のゴムかけを重視して、日中は可能な限りの対応で良いのではないか」と感じました。

以降、段階を追いながら症例を重ね、現在もゴムかけは日中も夜間も行うのが一般的ですが、当院では独自ルールとして〝夜間重視のゴムかけ〟を採用しています。それは患者さまの日常生活にも十分な配慮をしながら、治療のクオリティを保てる方法を模索したうえで行った判断でした。

治療の負担を軽減しながら口元を美しく

先述したように、私が専門とするインビザライン・システムは、0.5～0.7㎜という薄い透明な矯正器具のアライナーを使った矯正歯科治療法です。他のマウスピース矯正と大きく異なる点は、治療計画をもとに制作された3Dのシミュレーション動画、クリンチェックで事前に治療過程が把握できることにあります。歯列の変化の様子を患者さま自身が3D動画で確認できるため、大きな安心感につながります。

肝心のアライナーは、認定ドクターやエンジニアが緻密かつ総合的に作成した治療計画をもとに、患者さま一人ひとりに対してオーダーメイドで作られます。しかも治療を進めながら、その都度必要な形のものを作るのではなく、完治へのロードマップに沿って必要なアライナーを必要な数だけ最初に一気に作るのです。そのため、何度もクリニックに足を運ぶといった手間を大きく省くことが可能となります。

さらにアライナーは透明なため、パッと口を開けたときの見た目が自然だというのも嬉しいポイントです。食事中や歯磨きの間は取り外せるため、しっかり味わえ、虫歯も予防できます。金属を使用していないことも特徴で、口の中を痛めたり、金属アレルギーを起こすことがありません。

一般的に矯正歯科治療は終えるまでに2~3年の時間が必要となりますが、それはインビザライン治療でも同様です。しかしインビザライン・システムでは、よりストレスを軽減させた治療生活を送ることができ、この点もまた大きな魅力だと感じています。

そして治療におけるストレスは、この先もっと軽減されていくはずです。私が松岡先生のもとでインビザライン・システムによる治療に携わっていた頃はG0（第0世代）と呼ばれた時代。現在はG8（第8世代）です。それほどインビザライン・システムそのものが進化を遂げているのです。

まさしく日進月歩の世界にあって、松岡先生も私も、インビザライン・システムを開発・提供するアライン・テクノロジー社に意見を伝えてきました。ともに成長をしてきた感覚があり、近年のインビザライン治療は、ほぼ完成形といってもいいように思います。それはインビザライン・ジャパン社が認定するブラックダイヤモンド・プロバイダーとしての立場からも言えるものです。

これは年間で４０１以上の新規症例を手掛けたドクターに与えられる上位認定のことで、私はその症例数に達したことで同認定を受けることになりました。さらに当院にお問い合わせいただく件数も増えており、近年のインビザライン・システムそのものへの関心の高まりを感じます。

確かに日本への上陸時はデータや技術が不足し、思うような結果が得られないときもありました。しかしこの15年ほどで研究・開発は急速に進み、世界中で症例数が飛躍的に増えています。

そしてきちんと使いこなせばメリットは多く、見た目と衛生面の良さから日本でもますます注目される治療法となり、より多くの人に健康的な歯と口内環境、そして心身を提供していけるようになるのだと確信しています。

第 2 章

歯を守る矯正歯科治療を勧める5つの理由

理由①　口内を清潔に保ち虫歯や歯周病を予防する

東京を離れて九州の歯科大学に入学し、帰京して研修医時代を過ごすなど、歯科医師を目指す過程で、虫歯や歯周病、インプラントなど、歯に関するさまざまなことを学んできました。

ひと言で歯科医師といっても、口腔外科専門医、口腔インプラント専門医、歯科麻酔専門医をはじめとして専門分野は多岐にわたります。その中で私は矯正歯科を専門に選んだのですが、ここでは矯正歯科治療をお勧めしたい理由をお話しします。

私が思う矯正歯科治療のメリットは大きく5つ。1つめは、口腔環境を衛生に保てることです。

歯並びの良し悪しは、顎の骨格、歯1本1本の大きさ、生えている向きといった多様な条件が重なり決まってきます。そのため一人として同じ状態はありません。歯と歯が重なっていたり、隙間ができていたり、舌と歯が当たっていたりと千差万別なのです。

また、日頃の咀嚼の仕方や姿勢、子供時代の指しゃぶりといった生活習慣によっても歯は少しずつ動き、ついには歪みが生じるなど個々人の歯並びには変化が生まれます。食べたものが詰まりやすくなったり、ブラッシングのできない歯の重なりあう部分ができたりと、虫歯や歯周病が発症する可能性も高まります。

そして口内にリスクをもたらす歯の歪みを、本来あるべき位置や方向に整えるところに、矯正歯科治療の主な目的はあります。

私自身、学生時代に自分ではどうしても磨けない箇所があることを知りました。歯ブラシ、歯間ブラシ、デンタルフロスを駆使しても、自分ではうまく磨けない。そのような箇所があるのだと通院していたクリニックの主治医に指摘され、歯科衛生士にはクリーニングを目的とする定期的な来院を勧められました。

その後、しばらくどうしようかと決めかねていたのですが、そのような状況でも食事は毎日します。やはり磨けない箇所がある口内の状況は不衛生だと思うのです。


ひと昔前までは、デンタルクリニックには虫歯になったら行くところというイメージがあったと思います。近年そのイメージは変化し、予防歯科の考え方が社会には浸透しています。

予防歯科の観点から矯正歯科治療を行うことが主流な時代になったとは言い難いですが、歯の重なりや凸凹を整えることは自分で歯の隅々までしっかり磨けるようになること。口内を清潔に保てることで虫歯や歯周病のリスクを下げられるという、いわば歯を守る最強の手段であることが、矯正歯科治療を勧める第一の理由となります。

歯並びの良し悪しで唾液の分泌量が変わる

口内を清潔に保つうえで大切なのが唾液の存在です。いくつもの働きをする唾液は衛生面における優れた役割も担っているのです。

しかし歯の噛み合わせが悪いと食べ物をよく噛むことができず、唾液の分泌量が少なくなってしまいます。すると汚れが溜まったままになるなど口内を清潔に保てず、歯周病のリスクが高まることになってしまいます。

唾液は、いつまでも口腔環境を健全にしていくために必要な存在です。その主な役割は次の4つが考えられています。

①洗浄作用：歯の表面や隙間、歯茎の間などについた食べかすを洗い流し、食道へ送り込む作用があります。

②殺菌・抗菌作用：唾液の99・5％は水分ですが、残りの0.5％はさまざまな酵素や電解質で構成されています。そのなかにはリゾチームやラクトフェリンなど抗菌作用を持つ成分もあり、細菌が口から身体のなかに侵入するのを防いでくれます。

③緩衝作用：ストレプトコッカス・ミュータンス菌など、いわゆる虫歯菌と呼ばれる細菌が歯の表面に生息し、食べかすなどの付着物を取り込んで代謝すると乳酸を生み出します。この乳酸の作用で歯が溶かされて穴が開き、虫歯となります。しかし唾液には乳酸によって酸性に傾いた口内を、虫歯に強い環境である中性に戻す緩衝作用と呼ばれる働きがあります。

④再石灰化作用：一度虫歯になってしまうと自然に治ることはありません。しかし虫歯になる一歩手前で、唾液が予防効果を発揮します。虫歯になりそうな歯の表面は過度に白くなっていくのですが、唾液のなかに含まれるカルシウムやリン酸

をはじめとする無機物成分が、元の状態に戻そうと作用するのです。

このように唾液をしっかり分泌させられると口内の衛生を保つことができます。

しかし噛み合わせが悪いことによって、よく噛まず飲み込むように食事をすることになったり、柔らかいものを中心に食べるようになると、唾液の分泌量が減ってしまうのです。

理由② 噛み合わせが良くなる

皆さんは普段、食事をするたびに噛み合わせを意識していますか?

美味しく楽しく食事ができている人は、あまり自分の噛み合わせについて考えていないと思います。それでもうまく噛めていない人というのは、実はものすごくたくさんいるのです。

たとえば、本当は左の奥歯の噛み合わせが良くないとします。すると、その人は無意識に右の奥歯でものを噛む癖ができていきます。結果的にしっかり噛んで食事ができるし、特に不自由さを感じないので、そのまま右の奥歯ばかり使うことに。するとどうでしょう。だんだんと歪みが生まれ、噛み合わせはさらに悪くなっていきます。

前歯が開いてしまって麺類などをうまく噛めない、下顎が前に出て奥歯でうまく噛めないなど、噛み合わせの不一致の多くは、遺伝や骨格的な要因など先天的な原因によって起こるものです。けれども先ほど例にあげたように、生活習慣のなかで生まれる後天的な原因も見られます。

つまり噛み合わせが合っていない可能性というのは、すべての人にあるのです。

噛み合わせの悪さがもたらすデメリット

では、どのような生活習慣が噛み合わせを悪くさせるのか原因を考えてみましょう。

まずは片側の歯に偏った食べ方をする「片咬み」や「頬杖」、そして就寝中に起きる「歯ぎしり」などがあげられます。ほかに口呼吸や姿勢の崩れも大きな要因です。さらには加齢による歯茎の変化や、親知らずをはじめ何かしらの理由で抜歯をした場合も影響します。

噛み合わせが悪い状態を放置しておくと、どうなるのでしょうか。大まかに次の7つのことが考えられます。

①悪い噛み合わせによって凸凹とした歯並びとなり、虫歯や歯周病になるリスクが

上がります。

②噛みやすい方ばかりに偏った噛み方をするので、顔の筋肉が変化し、顔全体が歪んで見えたり、シワができて老けた印象につながります。

③噛むときに使う筋肉のバランスが悪くなると、頭痛や肩こり、腰痛の原因になることがあります。

④噛み合わせがひどい場合、耳鳴りやめまいなどを起こすことがあります。

⑤顔まわりの筋肉への負担が大きいと、筋肉の緊張や慢性的な血行不良が神経に影響し、手足のしびれなどを起こす可能性があります。

⑥顎の関節に負担がかかり、顎関節症を引き起こす恐れもあります。

⑦口が自然に閉じず、口呼吸となって口臭などを引き起こします。

いかがですか？　もし、「最近顔が老けたな」と感じていたり、「肩こりや腰痛が気になる」「めまいがする」と身体の不調を感じている場合、噛み合わせの悪さに原因があるかもしれません。

それほど噛み合わせは身体全体に影響を及ぼすのです。

私が行っている矯正歯科治療でも、細心の注意を払うのは噛み合わせです。奥歯1本1本の噛み合わせを丁寧に調整することで、先ほどあげたような健康上のマイナス要素を少しでもなくすことができるからです。

口臭も噛み合わせの悪さが主要因

歯並びが良くない状態のことを専門用語で「不正咬合《ふせいこうごう》」と呼びます。主に次の3つの状態、「開咬《かいこう》」「上顎前突《じょうがくぜんとつ》」「下顎前突《かがくぜんとつ》」は、口を閉じられず口呼吸になり、ドライマウスとなってしまう場合があります。

「開咬」とは、前歯の上下方向に隙間ができるタイプで「オープンバイト」とも呼ばれます。奥歯でしっかり噛んだ際に上下の前歯が噛み合わず、前歯で食べ物を噛みきれないのが特徴で、力を入れて閉じても歯と歯の間が空いてしまいます。

「上顎前突」とは、上の前歯や上顎が前方に出ている歯並びで、「出っ歯」などとも言われます。口元が突出して、唇が閉じにくいのが特徴です。

「下顎前突」は、上下の噛み合わせが逆になっていて、受け口とも言われます。下顎が大きすぎたり、上顎が小さすぎたりすることが原因です。

こうした歯並びの場合、自然な状態で口を閉じるのが難しく、口呼吸になりやすくなります。

また口が開いてしまうので口のなかが唾液で満たされることがなく、乾燥してドライマウスに。ドライマウスは専門用語で「口腔乾燥症」と呼ばれますが、唾液の分泌が弱くなることを指します。話すことに支障が出たり、のどが痛くなったり、大量の水を飲んでものどの乾きを潤すことができなくなります。

さらに症状が続くと、口臭や歯周病を悪化させやすくなります。唾液には口内の細菌や食べかすを洗い流す働きがありますが、唾液不足となると、細菌が食べかすの分解をはじめて不快な臭いを発生させるからです。

顎の形、歯の大きさ、さまざまな状況を確認して、計画的に治療をしていくことで、ゆっくりじっくりと歯列を整えることができれば、こうしたマイナスポイントを回避することができます。

「今まで不都合なく生活してきたから大丈夫」と思わずに、自分はどのような歯並びをしているのだろうか、無意識の状態で口が開いていないだろうか、口臭は大丈夫だろうかと、自分の歯並びや口腔環境を確認してみるだけでも、将来の健康を守ることにつながると思います。

理由③ 歯の審美性が高まることで自信も生まれる

幼少期、私の前歯はやや出ていました。とはいえ見た目で深く思い悩んだことはなく、むしろ「これは自分の個性だ！」と明るく過ごしていました。ただ塞ぎ込むレベルではなかったものの、そう考えること自体が、どこかで気にしていた証なのだと、今は思います。

振り返れば、自分の前歯に関する話題を人に話せるようになったのは、矯正をして歯並びが良くなった後のこと。やはり心の奥底のどこかで小さいながらもコンプレックスを抱いていたのでしょう。そうしてネガティブな思いがあったからこそ、矯正歯科の世界に興味を持てたのではないか。そのようにも考えます。

実際、歯列矯正をした後は、大きな口で笑うことに抵抗がなくなり、人と話すことがそれまで以上に楽しくなりました。

知らず知らずのうちに抱いていた鬱屈した気持ちから解放されたような、不思議な感覚でもありました。

矯正治療は2～3年の時間がかかります。インビザライン・システムの場合では、アライナーによる治療が終了した後も、歯の後戻りがないかどうかをチェックする保定期間が必要です。それだけの時間をかけて自分の歯と向き合うことになるため、すべての治療を終え、理想としていた美しく並んだ歯を手にした瞬間には大きな開放感があるのです。

そして、その開放感の後には、「やり遂げた」ことによる自信が備わっている自分に気がつきます。

また、インビザライン・システムによる治療は、食事の時間を除いて、ほぼ1日中アライナーを装着します。「間食をしにくくなってダイエットにいい」といった声も患者さまから聞かれるのは、インビザライン治療の特性によるものかもしれません。食事の時間にしっかり食べるようになるのだそうです。

食生活が規則正しくなり、歯並びだけでなく、総合的に健康的な身体づくりに寄与できる可能性も持っているのです。

口元のコンプレックスを乗り越え、ヘルシーな食生活を習慣にできれば、素敵な笑顔が生まれやすくなるのは自然の流れ。もし容姿にコンプレックスがあったり、自分に自信がないという人は、矯正歯科治療が解決策になるかもしれません。

歯並びが良くなったことで自信が持てるようになり、大袈裟でなく、人生が好転したという患者さまは非常に多くいます。なぜなら、少なからず能動的に治療へのぞむ姿勢が求められる治療を終えられれば、それは一つの成功体験。心がプラスに働き、世界をポジティブに見られるようになるのです。

理由④　発音がクリアに。滑舌が改善される

発音と歯並びには、とても深い関係があります。歯と歯の間の隙間が大きかったり、上下の歯がうまく噛み合っていないと、空気が漏れてしまって、きれいな発音が難しくなります。いわゆる滑舌の悪い話し方になってしまうのです。

また歯列のアーチが狭かったり、歯が内側に傾いていたりすると、歯が引っかかって舌をスムーズに動かしにくくなります。歯が前に出ていたり、唇が歯に引っかかることで、唇の動きが制限されてしまうこともあります。

日本語は舌や唇を複雑に動かさなくても発音しやすい言語なので、特に大人になるまで困ることはなかった人もいると思います。しかし英語など外国語を習得していく際に、うまく発音ができない壁にぶつかる人は少なくありません。今後、特に若い世代は、外国語に触れる機会が増える時代を生きていくことになります。

矯正治療をして、外国語をスムーズに、正しく発音できるようになると、これも一つの成功体験になるのではないでしょうか。

もし外国語を習得中で、「治療中はきちんと言葉を発することが難しいのでは？」と不安に思う人がいたなら、ぜひ、治療中でも矯正器具のアライナーを取り外せるインビザライン・システムを試してみてください。長時間外してしまうのは治療に支障が出ますが、担当医との相談の上、発音練習の短い時間だけ外すといったことは可能です。

歯並びをより良く整えながら、外国語の習得にも励み、そうして治療後は明瞭な発音で言葉を発することができるようになる。語学を学ぶ人、仕事で外国語を話す機会がある人は、改めて自分の歯並びについて、見直してみていただきたいと思います。

理由⑤ 生涯を通して自分の歯で食事が味わえる

平均寿命が延びて人生100年時代と言われる昨今、健康寿命を長くする要素の一つに歯の健康があります。何より自分の歯があれば食事への意欲を失わずに済みます。

食事は生きる力や生活のクオリティ向上を導く、まさに「お口は、命の入り口」。

食べる力を支え、生きる力を支えてくれるのです。

そして歯を健康な状態に保つためには、年齢を重ねても自分の歯が多く残っていることが非常に大切です。

「80歳までに20本の歯を残せれば健康で楽しく食生活が過ごせる」という考えをもとにした推進運動「８０２０運動」が、平成元年に日本歯科医師会と厚生省（当時）によって始められましたが、それは生涯を通して自分の歯で食べる喜びを味わってほしいというメッセージが込められたもの。それまでの時代においては、たくさんの歯を残すことのできない高齢者が多くいた状況を反映して生まれた運動でした。

仮に歯を失って入れ歯にした場合の噛む力は、天然歯と比べて部分入れ歯なら30～40％、総入れ歯ではわずか10～20％といわれます。非力なことから食べ物をしっかりと噛むことができず、無理に固い物を噛み砕こうとすれば歯茎を傷つけてしまうこともあるのです。

歯を失う理由には大きく3つのことが考えられ、それは虫歯、歯周病、歯ぎしりなどを原因とする欠損歯です。これらを未然に防ぐことができれば生涯を通して自分の歯で食事を味わえることになり、矯正歯科治療はその最善手。できることなら若いときに矯正治療で歯並びを良くし、口内を健康な状況に整えるのがお勧めです。

ここまで見てきたように、矯正歯科治療で歯列を美しく整えると、①虫歯や歯周病のリスクを予防する、②噛み合わせが良くなる、③審美性が高まり自信を得られる、④発音が良くなる、⑤生涯を通して自分の歯で食事ができる、といったメリットが得られます。単純に口元の見た目が良くなるだけでなく、歯や口内、そして心身の健康に大きく貢献し、人生を輝かしいものへと変えてくれるのです。

では、明るく前向きになり、豊かな生活を送れるようになる矯正歯科治療は、いつから始めるのが良いのでしょうか？　次に治療を行うタイミングについて紹介していきたいと思います。

矯正歯科治療はいつから始めるのがいい？

「矯正歯科治療をしたいけれど、いつから始めたら良いのかわからない」という声を耳にします。答えは症状次第ですが、総じて永久歯への生え変わりが始まる、6～8歳から始めるのが好ましいと思います。

ただ、受け口といわれる反対咬合については、なるべく早期に治療をスタートするのがいいでしょう。なぜなら上顎と下顎とでは、発達する時期に違いがあるからです。

上顎は脳に近いため、連動して下顎よりも先に発達すると言われています。赤ちゃんの頃の体型を連想してみてください。乳幼児の頃は頭が大きいですが、成長とともに手足が伸びていき、全体のバランスがとれていくように、上顎は頭と、下顎は手足と似たような成長曲線を辿るのが一般的なのです。

しかし下顎の発達が早く受け口になっていると、上顎の成長を遮ってしまう可能性が生じます。放置しておくと下顎の骨だけが活発に発達してしまい、大人になって治療を始めても歯並びの改善は難しく、骨を切って治療を行う症例も見られるほどです。

このような理由から反対咬合は小児期の矯正治療をお勧めするのですが、当院ではまず拡大床を用いて顎骨の成長誘導を行うことから始めます。拡大床とはプラスチックやワイヤーでできた拡大装置のことです。この装置を使って、上顎と下顎が外側（頬側）に成長していく側方拡大を狙い、歯が正しい位置に生えやすくなる土台作りを行うのです。

もしこの第1期治療で歯並びが改善されなかった場合には、次のステップとしてインビザライン・システムによる治療を考えていきます。

また受け口同様、子供の歯並びについて親御さんがよく心配されているのが前歯のすきっ歯です。

すきっ歯は、上の前歯がやや八の字に傾いて生えてくることで起こるのですが、この状態を歯科業界では「みにくいアヒルの子の時代」と呼んでいます。隣の歯が生えてくると、それに押されて隙間は閉じるようになるため、最初は不格好だけれど成長したら美しい歯並びとなる状況を、アンデルセンの童話にかけて生まれた呼び方です。

いわば成長過程の一つで、矯正治療の必要なく改善される場合が多い一方、注意すべき状況が全くないと言えないのも事実です。余分な歯が埋まっていたり、上唇小帯《じょうしんしょうたい》と呼ばれる上唇と歯茎をつなぐ筋に異常があったり、上下の前歯の噛み合わせが悪かったりなど、自然には治らないケースもあるのです。

そのため前歯がすきっ歯となったときには、「みにくいアヒルの子の時代」だからなのか、将来の歯並びに影響するものなのか、専門的な知識を持った歯科医師に判断してもらうことをお勧めします。

歯科矯正先進国のアメリカでは一人平均2.5回の治療を行う

多くのメリットがあるにもかかわらず、日本において歯並びを美しく整える矯正歯科治療は、一般的に受診されているとは言えません。残念ながら、まだごく一部の人が能動的に受けている治療法だというのが現状です。

一方、アメリカを筆頭に、フランスやイギリス、イタリアなどのヨーロッパ、韓国や中国、シンガポール、台湾といったアジア諸国では、幼少期から歯並びを整えることは一般的な考え方になっています。

そもそも矯正治療のルーツは古代のローマやギリシャ時代から存在していたと言われます。そして現代的な矯正治療の礎は、19世紀末から20世紀にかけて活躍したアメリカの歯科医師、エドワード・アングル博士によって築かれました。こうした背景もあって、アメリカをはじめ諸外国では矯正治療への理解が浸透しているのです。

本書で紹介している代表的なマウスピース型矯正治療法のインビザライン・システムも発祥はアメリカです。ジア・チシュティ氏が考案し、ケルシー・ワース氏と共にアライン・テクノロジー社を1997年に設立したことで開発の歴史は始まりましたが、このようにアメリカは矯正歯科の先進国。現在では中流以上の家庭はほぼみんなといっていいほど、子供のうちから治療をして歯並びをきれいにします。

そして生涯を通して、一人およそ2.5回の矯正歯科治療を行うといわれ、成長に応じて歯並びのメンテナンスも欠かしません。国民皆保険の日本とは医療保険のシステムが異なることから病気を未然に防ぐという思考が根付いており、歯磨きやデンタルフロスなど口腔ケアに対する意識が非常に高いのは、その理由の一つでしょう。

子供の歯並びが悪い状態を放置することは、親の育児放棄、ネグレクトと捉えられる場合もあるほどだと言います。またボディランゲージを多く使い、笑顔を大切に、普段から歯を見せながらコミュニケーションをとる文化的な側面からも、歯の印象をとても大事にする価値観が浸透しているように思います。

日本も最近は歯に対する意識が変わってきています。それでも矯正歯科の症例数は諸外国に比べて圧倒的に少ないのが現状です。

文化的、歴史的に見ると、口元に手を当て歯を見せずに笑う女性が美しいとされたり、挨拶をする際は一定の距離を保つことが良しとされるように、奥ゆかしさが美徳とされてきました。しかしＳＮＳなどを通じて世界中の人との距離が身近になっていくこれからの社会において、日本でも「歯並びをきれいにする」ことは身だしなみのスタンダードになっていくのではないかと考えています。

歯周病は身体の健康にもデメリットを及ぼす

歯並びの悪さが一つの要因となって引き起こされる歯周病は、健康と大きく関係していることが歯科医師の世界では共有されています。

この歯周病は、歯のトラブルのなかでも虫歯と同様に多く、歯を失う最大の要因となり、また身体全体の健康にも影響を及ぼすことがわかってきました。

歯周病は歯茎や骨に影響を及ぼす深刻な病気です。そもそも歯周病は、歯磨きが不十分なことで歯に食べ物のカスなどが残り、それらが発症の要因となります。

歯に放置された食べ物のカスはネバネバとした黄白色の粘着物へ変化して歯垢となり、歯垢は時間の経過とともに増殖し、歯周病菌へと変化。その菌から生まれる毒素や炎症反応性物質が、歯茎の毛細血管を通して全身のさまざまな組織に送られて悪影響を及ぼすのです。

特に心臓血管疾患、糖尿病、低体重児出産などを引き起こすリスクが高まることは、多くの研究から明らかになってきています。誤嚥性肺炎や骨粗鬆症、肥満やメタボリックシンドロームとの関連性についても注目され、歯周病菌のなかの一つ〝ジンジパイン〟というタンパク質分解酵素は、アルツハイマー病を悪化させる要因になると指摘されています。

こうした主な病と歯周病との関係について、いくつか記してみたいと思います。

歯周病と心臓血管疾患の関係

歯周病菌が血管内に入り込み、血液とともに心臓に送られると、そこで歯周病菌が心臓の弁や内膜で感染を起こし、心内膜炎を発症するリスクが生まれます。また、歯周病菌が心臓の血管に取りついて血栓を形成すると、血管が狭くなったり血管内皮に傷をつけ、動脈硬化、狭心症、心筋梗塞の原因になると言われています。

もともと動脈硬化は、不適切な食生活や運動不足、ストレスなどの生活習慣が要因とされていました。けれども、それとは異なる要因として歯周病菌をはじめとする細菌感染の可能性が注目され、研究が進んでいます。

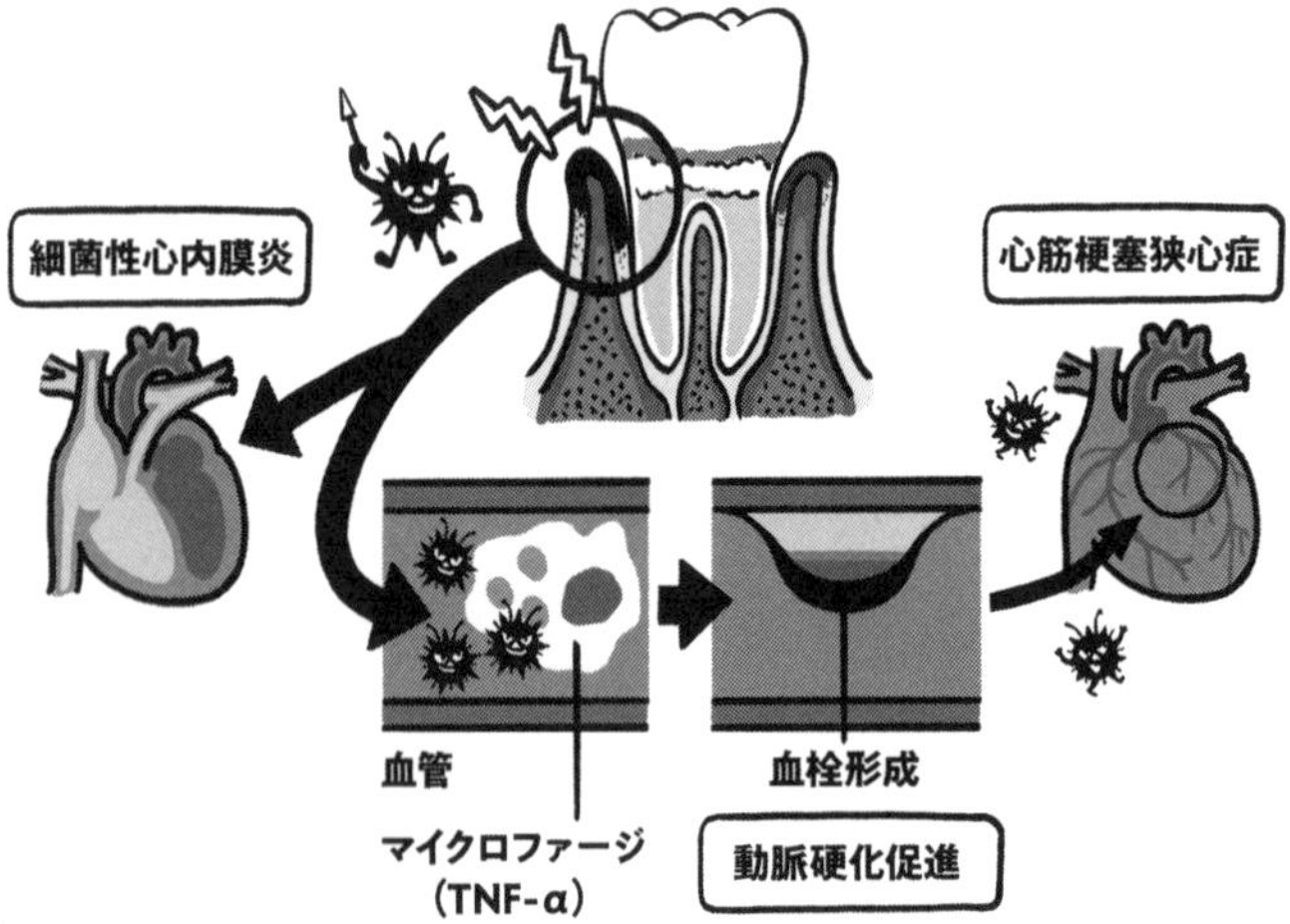

▶ ©meeg

歯周病と糖尿病の関係

歯周病は糖尿病の合併症の一つと言われてきました。糖尿病を患った人は、歯肉炎や歯周炎を持つ人の方が、そうでない人に比べて多いという調査報告もあります。

一方、歯周病が糖尿病を悪化させる報告があります。歯周病菌由来の毒素や炎症性反応物質が血液によって全身へ送られ、筋肉細胞や脂肪細胞に作用して糖の代謝を妨げたり、血中の糖濃度を下げるインスリンの働きを弱めるのです。

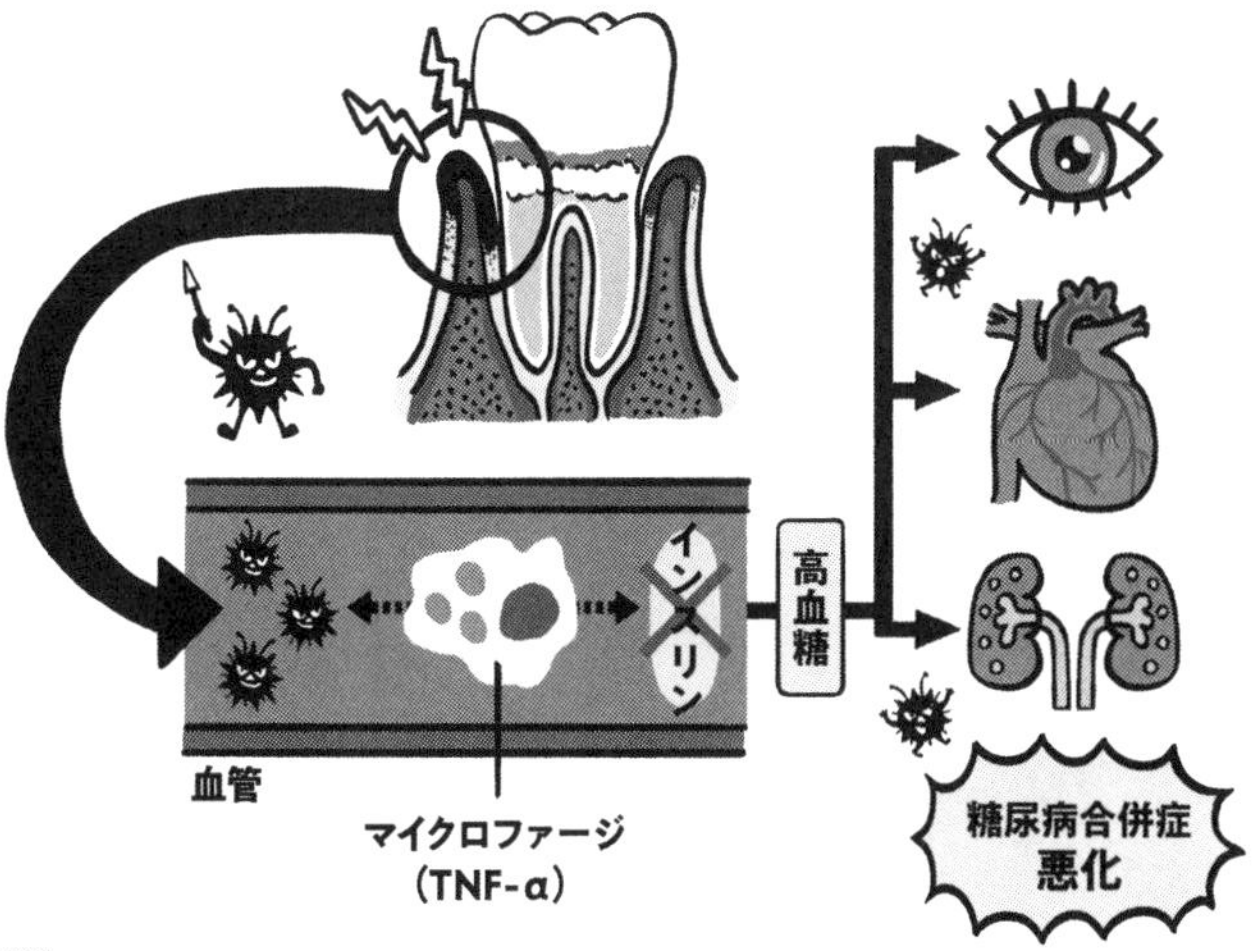

▶ ©meeg

さらに、糖尿病が悪化すると網膜症、腎臓病、神経障害といった合併症の発症リスクが高まり、歯周病の治療を施せば糖尿病の改善が促されるという具合に、両者が相互の影響下にあることがわかってきています。

歯周病と低体重児出産の関係

妊婦が歯周病にかかっている場合、歯周病菌由来の毒素や炎症性反応物質が生まれることがあります。そしてそれらが血管を

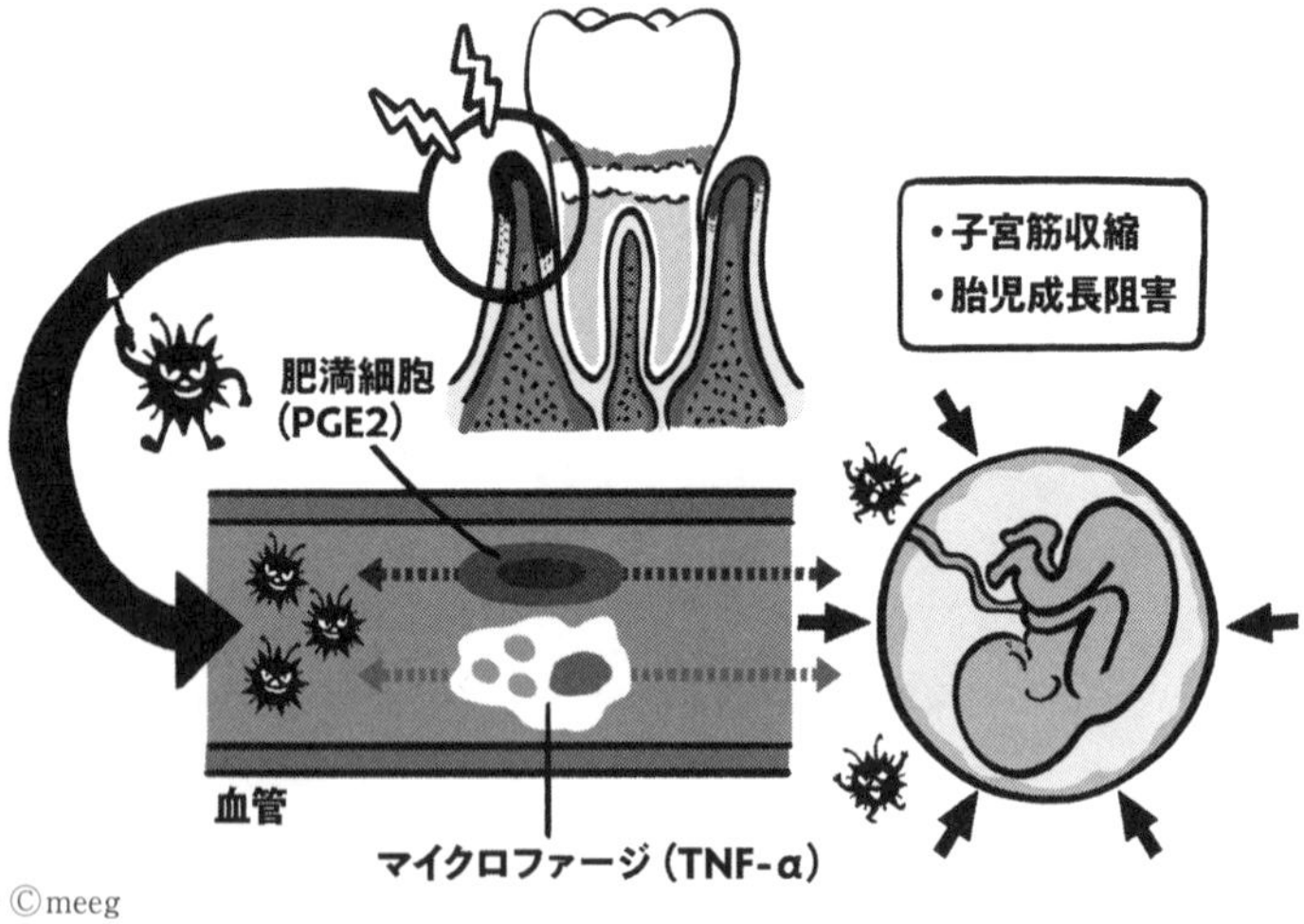

▶ ©meeg

通して子宮に到達すると、子宮筋に作用して子宮の収縮を早め、低体重児出産のリスクが高まると言われています。

そもそも妊娠中は女性ホルモンの分泌が通常とは異なります。その影響で歯肉炎になりやすく、つわりなどで口腔内を清潔に保ちにくい場合もあるため、注意が必要です。

歯周病と誤嚥性肺炎の関係

誤嚥性肺炎とは、食べ物や唾液、胃液など異物が誤って気道内に入ることで発症する肺炎です。

気道への異物混入は飲み込みに関する機能が衰えることによって起こり、食べ物などと一緒に口内の歯周病菌が入り込んでしまうと、誤嚥性肺炎を発症するリスクが高まります。

誤嚥性肺炎の原因となる細菌は主に歯周病菌だとも言われており、歯周病の予防は重要な役割を果たすことになるのです。

歯周病と骨粗鬆症の関係

骨の強度が低下して脆くなり、骨折しやすくなる病気が骨粗鬆症です。日本では発症者の9割が女性といわれ、なかでも閉経後にかかる閉経後骨粗鬆症は、骨代謝に関係するホルモン、エストロゲンの分泌量低下が原因とされています。

そしてこのエストロゲンの量が減ると、歯と歯茎の境目などで炎症が引き起こされやすくなり、ひいては歯周病の発症リスクを高めると言われています。

一見して関係のなさそうな歯周病と骨粗鬆症ですが、両者の間には深い関係があるのです。

歯周病とメタボリックシンドロームの関係

メタボリックシンドロームとは、腸のまわりに脂肪が過剰に蓄積している内臓脂肪型肥満に加え、動脈硬化のリスクを高める高血圧、高血糖、脂質異常のうち、2つ以上に異常が見られた場合の状態です。腹囲が男性85cm以上、女性90cm以上であることが判定基準のベースになっています。

現段階で詳細な関係性は解明されていないものの、歯周病の病巣から放出される毒素などが、脂肪組織や肝臓におけるインスリン作用を阻害し、血糖値を上昇させると考えられています。

このように歯周病は口腔内のトラブルだけでなく、全身の健康に悪影響を及ぼすリスクがあります。

逆の発想をするならば、矯正歯科治療をして、自らの歯磨きで歯垢が残らない口内環境を作り、いつでも清潔な状態に保つことが健康な身体の維持につながると言えます。

運動や食事、質の良い睡眠といった健康的な生活習慣と同じく、歯周病予防への意識を高めることは、全身の健康ケアにもつながるのです。

メタボリックシンドロームと歯周病

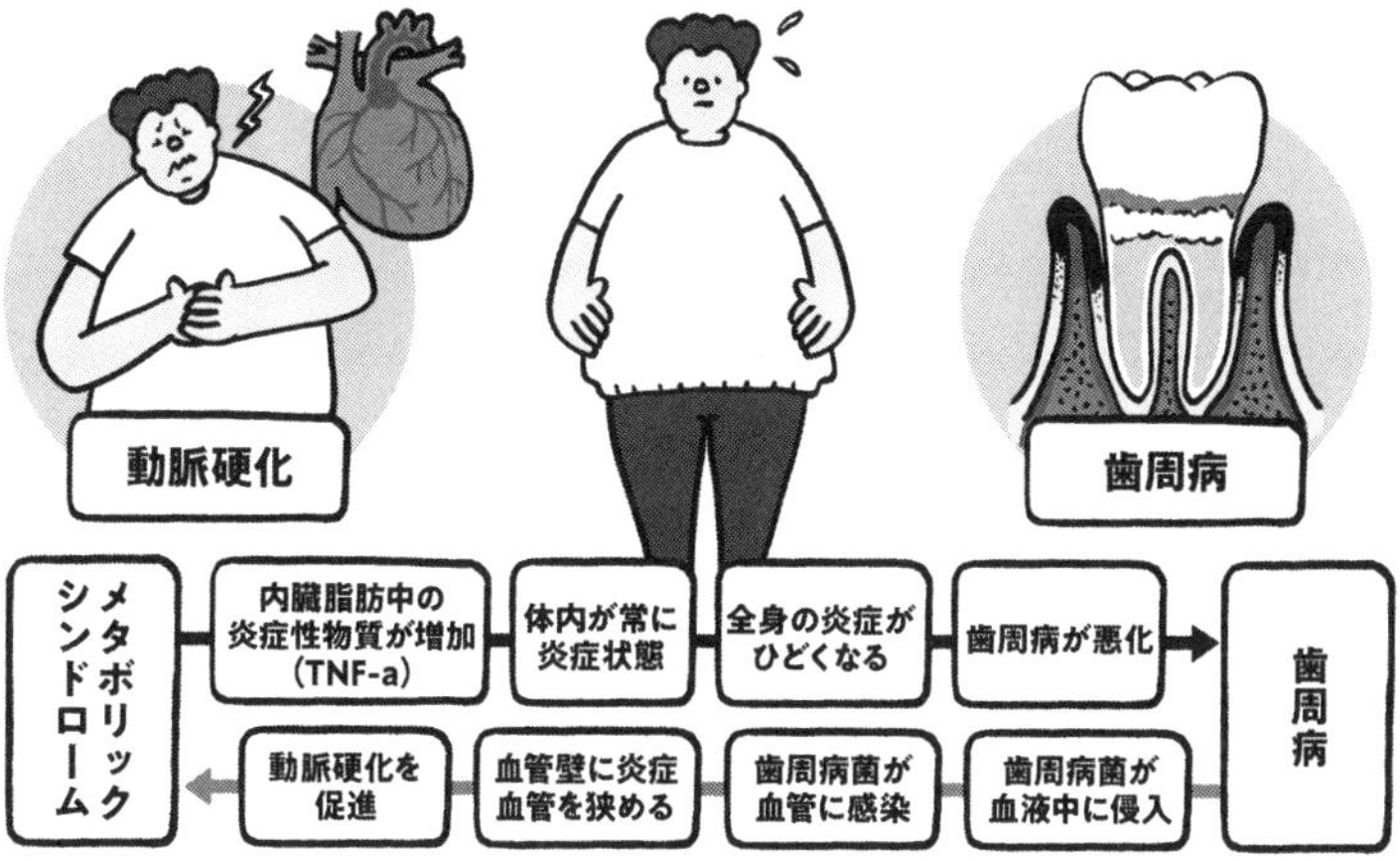

▶ ©meeg

第 3 章

“見えない矯正”とは何か?

マウスピース矯正の特徴

近年はマウスピースを使う矯正治療法を取り扱うデンタルクリニックが増えてきました。看板やインターネット広告など、さまざまなところで目にする機会も増え、マウスピース型矯正法の認知度は高まりを見せています。

かつて、歯列矯正といえば銀色の器具を装着する「ワイヤー矯正」一択でした。現代のワイヤー矯正に通じる歯科矯正法「エッジワイズ法」が考案されたのは20世紀初頭です。以降、長らく世界中で最もスタンダードな矯正法としてノウハウが蓄積されてきました。症例も数えきれないほどあります。

しかし、デメリットもありました。

まず矯正器具が目立つことです。口を開けた際に銀色の矯正器具が見えてしまい、それを気にして笑いづらくなってしまったという人もいると思います。また矯正器具は主にニッケル、チタン、ステンレスなどの金属でできているため、金属アレルギーのある患者さまは口内が荒れてしまうこともありました。

そして歯科医師として一番の懸念が「歯が磨きづらい」状態になってしまうことです。

第1章でもご紹介しましたが、私自身、大学時代にワイヤー矯正をしていました。しかし器具の影響で歯の手入れが難しく、実は矯正中はずっと「ワイヤーを外したい」という思いに駆られていました。

ワイヤーと歯の間に汚れが溜まりやすいのですが、歯磨きを頑張るだけではなかなかキレイに磨ききれない。また、ワイヤーを固定するための矯正バンドを奥歯に装着するため、絶対に歯ブラシが当たることのない場所が生まれてしまうのです。

実際、私も矯正バンドの影響で奥歯の後ろ側に虫歯ができてしまい、最終的には抜歯することになってしまいました。

矯正では歯を動かすスペースを作るために、さまざまなデータをもとに慎重な診断をした結果、抜歯せざるを得ないことがあります。しかしそれは健康な歯を守るためで、最低限の本数であるべきです。

私自身の矯正治療においては、私自身の歯磨きに丁寧さが欠けたこともあるのだと思いますが、本来抜く必要のなかった歯が虫歯になり、抜かざるを得なくなってしまいました。歯を守るために矯正をしているのにと、残念な気持ちになりました。

こういった経験から、歯科医師になった後もワイヤー矯正以外の選択肢を探していました。そして出会ったのがマウスピース型のインビザライン治療だったのです。

インビザライン治療は1日20時間以上アライナーを装着することで歯を動かし矯正します。ずっと装着し続けるワイヤーとは異なり、食事中や歯磨きの間は取り外すことができ、見た目もワイヤー矯正ほど気になりません。それに装着しているときの違和感も少ない。患者さまの目線に立った矯正方法だと感動しました。

マウスピース型矯正装置のパイオニア企業「アライン・テクノロジー社」

実際にマウスピース矯正の手順やメカニズムを紹介する前に、まずインビザライン・システムについて説明します。

インビザライン・システムは1997年にアメリカで誕生したアライン・テクノロジー社が開発しました。日本法人が設立されたのは2002年。まだまだ新しい矯正歯科治療法です。

アライン・テクノロジー社を設立したのは、当時スタンフォード大学のMBA課程で学んでいたジア・チシュティ氏とケルシー・ワース氏という2人の学生です。ジア氏はかつてワイヤー矯正をしていたのですが、これがとても辛かったようです。私も同じ経験をしているのでその辛さはよくわかります。

そしてワイヤー矯正を終えたのち、ジア氏は矯正治療後の歯並びを固定させるためにマウスピース型の固定装置「リテーナー」をつけたと言います。これがワイヤー矯正と比べると格段に装着感が良く、「マウスピースで歯科矯正ができたら快適に違いない」とひらめいたわけです。

アメリカは全国民のおよそ50％が矯正歯科治療をしていると言われる矯正歯科大国ですが、実はワイヤー治療へ苦手意識を持っている患者さまがたくさんいました。ワイヤー矯正は一般的に約2～3年を必要とします。ですが、「もうこれ以上ワイヤーをつけたくない」と困っている人が多かったようです。

ジア氏とケルシー氏はそこに社会的使命を見出しました。しかし2人は歯科医師ではありませんから、矯正歯科の権威や専門家を招いて研究し、マウスピースを使った新しい矯正治療法のインビザライン・システムを開発するに至ったのです。

つまりインビザライン・システムは歯科医師が発案したものではなく、切実な思いを抱く患者視点でスタートしたシステムなのです。

だからこそ「矯正治療は辛くて当たり前」といった常識を覆すことができたのだと思います。

2人の学生の熱い思いは目を見張るほどのスピードで進化を遂げています。現在では1450万人以上の方の治療実績を積み上げ、世界的にポピュラーな矯正方法になってきています。

とはいえ、先述したようにマウスピース矯正は新しい治療法です。マウスピースをはめるだけでなぜ歯列が整っていくのか、ピンとこない方もいらっしゃると思います。一体、どのようにマウスピースで歯並びは整っていくのか。順を追って、治療についてご説明します。

インビザライン治療の基本的な流れ

K.D.C.グループにおけるインビザライン・システムの臨床数は全国トップクラスを誇ります。他院でお断りされた難症例にも対応してきました。

その代表を務める私は、日本におけるインビザライン・システム提供元のインビザライン・ジャパン社から「ブラックダイヤモンド・プロバイダー」に認定されています。これは年間401以上の症例数を手掛けたドクターにのみ与えられる上位認定で、まだ日本には数人しか存在しません。

これまで治療で得られた知見をアライン・テクノロジー社へフィードバックするなど、インビザライン治療の進化に寄与してきましたが、それはお口を大切にするか否かによって、その後の人生が大きく変わるからです。

不健康な歯は心と身体にも悪い影響を及ぼしやすく、歯が健康な状態になれば、お口の中だけでなく、心と身体も健全になる。それほど大切な歯であるから、しっかりと来院された患者さまの口内と向き合い、確実に幸せに導きたいと思っていますし、「お口は 命の入り口 心の出口」をフィロソフィーに、歯科医師、歯科衛生士、助手、受付などのスタッフたちは、一人ひとりの患者さまに真摯に向き合っています。

そして、そのような当院で実際に行っているインビザライン治療の基本的な流れは次の通りとなります。

①カウンセリング

まず、大切なのが患者さまへのカウンセリングです。担当者がインビザライン・システムの仕組みについて説明したうえで、患者さまが「なぜ矯正したいと思ったのか」をヒアリングします。矯正治療は長期間にわたります。患者さまのモチベーションを維持するためのコミュニケーションは不可欠なのです。

また、歯を抜くことや削ることに対して抵抗があるかどうか、定期的にクリニックに通うことができるかどうかについて確認することも大切です。その他、不安や疑問などを伺い、治療期間や金額などの概算を伝えます。

②検査・レントゲン・口腔内スキャン・診断

カウンセリングを終えたら虫歯や歯周病の状態を確認します（保険適用）。たとえばインプラント治療をしている人はインビザライン治療が難しくなりますので、現在の口腔内の環境を歯科医師が把握することはとても重要です。

レントゲンや口腔内スキャンでも、歯並びの状態や歯と顎の骨との関係性、表面に出てきていない歯の有無などを念入りに確認します。

こうした検査で、まれにですがインビザライン治療ができないと診断される方もいらっしゃいます。それは外科的な手術が必要な場合です。たとえば上下の顎の骨の位置関係にずれがあれば、顎の骨の外科手術が必要になることもあります。

ほかには、特に子供に多いのですが、永久歯が生えてこないまま歯茎の内部で違う向きに歯が成長してしまい、部分的に切開をして引っ張り出す必要があるケースもインビザライン治療には適しません。

このような検査を念入りに行い、どのような治療が患者さまに相応しいのかを探り、およそ1週間後に診断結果や治療方法をご案内します。

ここでもしっかり患者さまの希望や意見、不安に感じていることを伺い、納得がいくまで治療方針などを話し合います。同意書は診断時に渡し、自宅でよく確認していただいてから、メールや医院LINEで提出してもらいます。

そして、ここからいよいよ治療がスタートします。

③3Dシミュレーション動画「クリンチェック」を作成

診断結果をもとに、アライン・テクノロジー社が臨床例や独自の理論からプログラミングしたAIシステムで、患者さまの治療計画と3Dシミュレーション動画「クリンチェック」を作成します。これにより、現状の歯がどのように動き、治療後はどのような歯列になるのかが可視化されます。

治療はこのクリンチェックをもとに進めていくことになるのですが、極めて重要なのは、クリンチェックをより患者さまにフィットする内容に作り変えることです。というのも、アライン・テクノロジー社から届いたクリンチェックは日本人の骨格を想定していない内容となっていたり、現実離れをした動きになっていることがあるのです。

日本人は欧米人と比べて顎の骨が薄かったり歯根が短かったりと、さまざまな違いがあります。日本人に合わせたものに作り直さなければ十分な治療効果は得にくく、ときには歯が顎の骨から飛び出してしまうなどの事故につながる恐れも出てきます。

そこで当院では、私みずからが患者さま一人ひとりに合わせたクリンチェックの作成を担います。安全で最大限の治療効果が得られるようにするためであり、インビザライン治療において一番の要と呼べるステップであるからです。

④治療のロードマップを作成

こうして作成したクリンチェックは患者さまも一緒に確認します。3D動画を見ながら具体的な治療プログラムを共有し、どのような経過を経て、どのようなゴールへ向かうのか、その過程を視覚的に理解していただきます。

たとえば、矯正治療前に虫歯や歯周病の治療を終わらせる必要があるときや、歯を動かしやすくするための隙間を抜歯や歯を削ることで生み出すときがあります。そのような場合でも、治療を始める前に状況を私どもと共有していただくことで、安心して治療に向き合えるようになるのです。

これまでの矯正歯科治療は、歯科医師の豊富な経験や臨床例を拠りどころに行われてきたと言えます。そのため患者さまは治療前に手順や最終的なゴールを視覚的に確認することはできず、「最終的にどのような歯列になるのだろう?」「本当に抜歯しなければいけないのだろうか?」といった不安や不信感を抱えてしまうこともありました。

しかしインビザライン・システムでは、現在の歯の状態に加え、1週間後、1ヶ月後、半年後、1年後といった未来が可視化できます。治療過程の不透明さが払拭できるわけです。

このように治療前の段階で治療後のイメージが設定できるのは、数あるマウスピース矯正法のなかでインビザライン・システムだけです（2023年3月現在）。他のマウスピース矯正法では、経過観察をしながら、歯の動きに応じて都度次のステップを計画して治療を進めていきます。やはり経験値などを頼りとした治療法となるため、患者さまがモチベーションを保ちづらくなるという状況も生まれます。その点においても、インビザライン・システムは患者さまに寄り添ったシステムだといえるでしょう。

こうして3D動画のクリンチェックを見ながら患者さまの希望や不安など、一人ひとりの思いを確認し、納得のいく形が定まったところで、アライン・テクノロジー社にアライナーの作成を発注します。いよいよ、アライナーを装着しての治療のスタートです。

⑤オーダーメイドのアライナーで治療をスタート

アライナーの作られ方や、歯列を整えていくメカニズムといった専門的な話は後述することにして、ここでは患者さまが日々向き合う治療の内容についてご説明します。

お渡しするのは、0.5〜0.7㎜の薄く透明な素材でできたアライナーと呼ばれるマウスピース型の矯正器具です。歯に装着しても目立たないのが特徴で、〝見えない矯正〟と言われる所以はここにあります。

歯ぎしり対策や歯周病治療にマウスピースを使用したことがある方もいるかもしれませんが、装着することで、話しにくくなったり、口を閉じにくくなったりした経験はありませんでしたか?

インビザライン治療で使用するアライナーは、そういったマウスピースとは形状が異なり、歯の部分のみを覆い、歯茎などには当たらないように設計されています。そのためつけていても違和感は少なく、想像以上に快適なのです。

オーダーメイドで作成されるアライナーは、個人差はありますが平均して上顎用と下顎用にそれぞれ70枚の計140枚程度。およそ1週間ごとに交換していくことで、少しずつ無理なく歯を動かしていきます。

診断を終えた後、まず一度に18ヶ月分にあたる140枚程度が手元へ届きます。その後はクリニックで3ヶ月から半年ごとに経過観察を行い、想定から外れた歯の動きが見られた場合には再検査を行い、クリンチェックを作り直してアライナーを発注。作成されたのち、次のタームに使うアライナーをお渡しします。長期の出張や海外渡航を予定している方や、遠方に住んでいる患者さまには、まとめてマウスピースを渡すことや、郵送することも可能です。


装着は簡単ですが、最初は少し手間取ることもあるかもしれません。

まず前歯にアライナーをはめ、奥歯にかけて指でゆっくり押していきます。慣れるまでは鏡で確認しながら慎重に。この段階では8割方はまっていれば問題ありません。むしろ、すべてをはめ込もうとして強い力で無理やり押し込むと、変形や歯の痛みを生じることがあるので注意が必要です。

1日20時間以上、できれば22時間は装着していないと効果が発揮されませんが、逆に言えば2〜4時間なら外すことができます。食事中や人前でのスピーチ、記念撮影など、必要に応じて一時的に外すことができるので、他の歯科矯正よりも日常生活での負担が少ないといえます。

ただし、アライナー装着時の飲食については注意が必要です。食事は原則禁止、飲み物も砂糖が入っていると虫歯のリスクが高まるため水を選ぶようにしましょう。コーヒーや紅茶など色の濃い飲み物も、アライナーや歯の着色汚れにつながってしまうので避けた方が無難です。

そしてとても大事なのが、アライナーチューイというシリコンゴム製のロールを、アライナーを装着するたびに前歯から奥歯へ順にしっかり噛んでいき、アライナーを歯にしっかりはめ込むことです。アライナーチューイを噛む力でアライナーに歯列をフィットさせ、矯正していくのです。

長く噛めば噛むほど治療期間を短縮できますので、アライナーチューイは専用のケースに入れて常に持ち歩くことをお勧めしています。テレビを観ながら、本を読みながら、仕事をしながら、〝ながら〟で構いませんので、なるべく積極的に噛むようにしてください。

⑥治療中の歯とアライナーのお手入れ

治療中は歯がアライナーで覆われることで虫歯リスクが上がってしまいます。そのため、いつもより歯磨きを頑張ることも必要です。糸付きようじのようなフロスや歯間ブラシも使って、念入りに磨いてください。

いつもの歯磨き粉に加えて、フッ素ジェルの使用もお勧めです。「池袋はならび矯正歯科・神谷」「おきなわ矯正歯科」ではインビザライン治療前に歯磨き指導を行っていますので、わからないことがあれば気軽におたずねください。

アライナーのお手入れも大切です。使用中に付着した唾液をそのままにしておくと、石灰化してアライナーが白くなったり、臭いの原因になったりします。
使用後は丁寧に手でこすり洗いをして、臭いが気になるようなら専用の洗浄剤を使用しましょう。

こうした日々の積み重ねの末に、健康で美しい歯列が待っているのです。

⑦定期的に行う治療中の経過観察

最初の診断をもとに、平均して上下70枚ずつ、合計140枚程のアライナーを作成すると言いましたが、もちろん診察はそれで終わりではありません。治療中も3～4ヶ月に1回を目安に、クリニックに来院してもらい歯の動きなどの経過を観察します。遠方にお住まいなどクリニックに通いにくい人は、半年に1回程度の来院でも大丈夫なように対応します。

1日20時間以上、可能なら22時間にわたり正しくアライナーを装着している場合はそれほど問題なく、15〜30分の診察で終了します。

ただ、まれにシミュレーション通りに歯が動かずアライナーが浮いてしまう場合や、患者さまから「もっとこういう口元にしたい」などの要望が出てくる場合があります。そのときはもう一度クリンチェックを修正し、アライナーを新たに作成することになります。

⑧矯正治療を終えたあとの「保定」

このような段階を踏み、平均2〜3年の歳月をかけて矯正治療は終了します。ただ終了後の半年間、歯は後戻りしやすい状態です。しばらくはアライナーを毎日18時間以上装着して、歯列を安定させるための「保定」をします。

そして徐々に夜間の就寝時のみの装着へと切り替えていき、アライナーも、より壊れにくく、噛む面があいている保定用マウスピースのリテーナーに切り替えます。

このリテーナーにはさまざまな種類がありますが、歯を守る観点から、当グループではアライナー同様に取り外し可能なタイプを採用しています。丁寧に使えば2〜3年ほど使用が可能となるもので、ここまでが最初の費用に含まれた治療となります。

次の段階では別料金で新たなリテーナーを作る必要があるのですが、夜間の装着については可能な限り長く続けるようにお勧めしています。矯正歯科治療の終了後1年目は毎晩、2年目は1週間のうち3〜4日、3年目は2〜3日、といった具合に少しずつ装着時間を減らしていき、「週に1回夜間のみ使用」を最終的なゴールとしています。

この段階は治療ではなく、厳密に言えば、踏まなければならないステップではありません。ただリテーナーをまったく使用しなくなると、日常生活における噛み合わせの癖などから歯はどうしても動き、経年変化からも、わずかなズレが生じてしまう可能性があるのです。

長い時間をかけて理想の歯に整えたからこそ、きれいな歯列は少しでもキープしたいものです。リテーナーの料金はかかってしまいますが、歯を一生守ることにつながり、長い目で見たときのコストパフォーマンスも良くなると、私たちは考えています。

アライナーはどのように作られるのか？

さて、インビザライン治療で使用するアライナーは、一体どうやって作られるのでしょうか。先ほども触れましたが、もう少し詳しくご説明していきましょう。

当グループでは、1クールのアライナー平均140枚を作るうえで、最初に1回だけ型取りを行います。そのデータをベースに、アライン・テクノロジー社が開発したシステムでクリンチェックが作成されます。次に私がそのクリンチェックを患者さま一人ひとりに合わせて作り直し、それをもとにアライン・テクノロジー社の専属工場でアライナーが作成されます。

実はこのように矯正歯科医師の意図を反映することができるのも、インビザライン・システムだけの特徴です（２０２３年3月時点）。

たとえば歯と歯が重なっているときやガタガタになっているケースは、先に歯を抜くか部分的に削るなどして一定の隙間を作り、その隙間を活用する形で残りの歯を徐々に動かす計画を立てます。実際に歯の状態や歯根の深さ、顎の形状など、一人ひとりの状態を加味しながら微調整を繰り返してクリンチェックに反映し、アライナーを作ることができるのです。

アライナーは0.5～0.7㎜という薄さもあって柔軟性があり、ねじれても問題なく使えるクオリティを有しています。装着感は良く、最初の数日ほどは痛みを感じる方もいますが、多くの人が違和感を持たずに使用できています。

しかし、かつてのアライナーは現在のものと比べると、お世辞にもつけやすいとはいえませんでした。

私が矯正歯科の道に進んだ時期と、日本にインビザライン・システムが導入された時期が重なることから、これまでインビザライン・システムの進化をリアルタイムで見てきました。開発当初のアライナーは今とは異なり、素材は固く、装着時には強い違和感があり、歯を動かす効率も良いとは言えないものでした。しかしアライン・テクノロジー社は常に治療現場の声を拾い上げ、アップデートを行ってきたのです。

私も「もっとこうだったらいいのに」と現場で感じたことをアライン・テクノロジー社に伝え、採用された意見がいくつかあります。世界で1450万人以上の人が治療を受けるほど一般的な矯正歯科の治療システムになったのは、こうした不断の努力があってこそ。最新のアライナーの装着感は抜群なのです。

それにしても、なぜこれほど薄いアライナーで歯は動くのでしょうか。

実のところ、マウスピース矯正もワイヤー矯正も、根本にある考え方は同じです。第1章でも触れましたが、歯には一定の力を持続的にかけることでその方向に動こうとする特性と、元の場所に戻ろうとする特性があり、それらを活用するのが矯正歯科治療なのです。

そのためマウスピース矯正もワイヤー矯正も、歯にゆっくりと弱い力をかけ続けることが基本的なアプローチとなります。元に戻ろうとする力が生まれない程度の弱い力をジワジワと歯にかけ、少しずつ動かし、多くの時間をかけて狙い通りの位置まで歯を動かすのです。

最近ではワイヤー矯正においても、ゆっくりじっくり弱い力をかける方針が採用されてきています。ニッケルチタンなど進化した素材の弾性を活かし、ゆっくり力を加えるような治療法も見られるなど、マウスピース矯正のアプローチが反映されているのです。それでも両者の間には大きな違いがあります。マウスピース矯正では1本1本の歯それぞれに適正な力をかけることで緻密に動きをコントロールできる一方、ワイヤー矯正ではそれが難しいことです。

どれほど匠の技を持つ矯正歯科専門の歯科医師でも、2～3本の歯というブロックに対してかかる力をコントロールするのが限界です。


マウスピース矯正の中でも特にインビザライン治療では、クリンチェックというシステムによって、歯1本1本にかかる力や、移動の方向と速度をコントロールすることができます。

ただコントロールできる分、正しく動かすことが重要となります。担当する歯科医師の力量がシビアにはかられることになるのです。

抜歯や歯を削るのは何のために？

マウスピース矯正であってもワイヤー矯正であっても、避けて通れないのが抜歯や歯を削ることです。

現在の矯正歯科治療の基礎となる「エッジワイズ法」が確立された20世紀初頭の頃から、「歯は抜くべきか、抜かないべきか」という議論があったと言います。絶対的な答えは現在に至っても出ておらず、歯を抜かないことをポリシーにしているデンタルクリニックがあるのも事実です。

ただ最近の傾向として「抜歯は状況によって判断されるべき」という考えが主流になってきているように感じます。

そもそもなぜ、矯正歯科治療で歯を抜いたり削ったりする必要があるのでしょうか。

治療を行う患者さまのなかには、顎の骨と歯の位置が合っていない「不正咬合《ふせいこうごう》」と呼ばれる歯並びに悩んでいる人が少なくありません。不正咬合とは、前歯の上下方向に隙間ができる「開咬《かいこう》」や、上の前歯や前の歯茎が出ている「上顎前突《じょうがくぜんとつ》」、受け口になる「下顎前突《かがくぜんとつ》」などの状態のことです。

歯並びを整える治療では、こうした噛み合わせを改善し、見た目をキレイに整えていくことを目的とします。歯を動かすためには「スペース」が必要となるのですが、人によっては歯をキレイに並べるためのスペースが十分にない場合もあります。そこでベストな位置に歯を動かすために「スペースを作る」必要性が出てくるのです。

まず、歯が整然と並ぶうえで必要となるスペースを計算し、生み出し方を考えます。奥歯を口内の奥へ動かすこと（遠心移動）が可能なのは2～4㎜程度。2㎜と想定した場合なら、左右で歯を4㎜奥へ動かせることになります。

さらに奥歯を後ろに動かすためには親知らずの抜歯が必要となります。ですが10代から20代前半の患者さまなど、しっかりと生え揃っていない場合は親知らずを抜かずに奥歯を後ろに動かすことを考えます。まだ親知らずが柔らかい状態なので、親知らずを抜かなくても奥歯を後ろに動かすことが可能な場合も多くあるためです。

さらに、歯と歯の間を、歯に影響がない範囲でわずかに削ることでも、歯を動かすためのスペースを生み出すことができます。

上顎も下顎も歯の本数はそれぞれ14本あり、歯と歯の間は13箇所です。アライン・テクノロジー社が推奨する歯と歯の間を削る最大の量（ＩＰＲ）は0.5㎜であることから、13箇所で合計6.5㎜のスペースの確保が可能となり、先述した４㎜をプラスして最大10・５㎜のスペースを生み出すことができるのです。

たとえば必要なスペースが４㎜程度などの場合は、８本の歯を0.5㎜ずつ削ることを検討します。複数本を少しずつ削った方が複数箇所にスペースが生まれ、歯全体をバランス良く動かせ、虫歯や歯周病のリスクも最小限に留められるからです。

また歯を削ると虫歯や歯周病になるリスクが上がると言われていますが、１本につき0.5㎜、つまり歯と歯の間で1.0㎜程度ならばリスクは上がらないという論文『IN-VIVO REMINERALIZATION AFTER AIR-ROTOR STRIPPING』（NAGWA

HELMY EL-MANGOURY, MERVAT M. MOUSSA, YEHYA A. MOSTAFA, AMIR S. GIRGIS 著）も出ています。

一方、もしそれ以上のスペースが必要となる場合は抜歯を考えます。1本の歯の幅は平均8㎜。親知らずや神経がすでにない歯があればその歯を抜き、そのような歯がなければ、どの歯を抜くと一番リスクが少ないか、並べたあとの見た目や噛み合わせの良さを検討していくことになるのです。

「歯を抜く、抜かない」問題は、矯正治療で必ずあがる話題です。しかし注意すべきなのは、ここにフォーカスしすぎて目的がずれてしまうことです。

一番大切なのは、必要なスペースをきちんと計算し、精密な治療を通して目指すゴールに到達すること。つまり健康な歯を保ち、口元への自信を得ることで、何も気にすることなく大きく笑いながら過ごすことにあるのです。

ライフステージに応じた治療も可能に

治療にかかる期間は平均して2年半と、短くない歳月が必要です。治療終了後も後戻りを防ぐため、クリニックでの定期的な経過観察が求められます。

このように一度始めたら矯正歯科治療とは長いお付き合いになるため、スタート時期を迷う患者さまは少なくありません。

「気になったときこそ始めどき」だと思いますが、ライフステージの切り替わるタイミングに始めるのもお勧めです。

Ⅰ期、Ⅱ期、Ⅲ期に分けて、治療を始めるお勧めのタイミングを見ていきましょう。

Ⅰ期　子供の矯正歯科治療

まず乳歯から永久歯に生え変わる時期「混合歯列期」が、歯列矯正そのものを行う最初のタイミングです。この時期の矯正治療では主に顎の形を整え、永久歯がきちんと生えてくるように誘導していきます。

歯列は舌の癖や姿勢などの影響を受けることもありますので、必要に応じて生活習慣を改善するトレーニングも並行して行います。この時期に治療をしておくことで、Ⅱ期治療を簡易的なものにしたり、その必要性自体がなくなったりします。

インビザライン治療にも、およそ8~9歳から治療可能な「インビザラインファースト」と呼ばれる治療法があります。当グループでは「インビザラインキッズ」と呼称する治療法なのですが、残存乳歯の本数など治療を進めるうえでの条件があり、また現実問題として、日中にずっとアライナーを装着して生活するのは年齢が低いほど難しいものです。

そこで歯列を外側（頬側）へ動かす器具「拡大床」を夜間だけ装着する、またはワイヤー矯正を考えるなど、他の方法も含めて治療計画は慎重に行う必要があります。

Ⅱ期　中学生以上の矯正歯科治療

永久歯が揃ったあとに行うのがⅡ期治療です。基本的にはすべての歯に装置をつける本格的な矯正になります。

インビザライン治療を採用する場合の一番理想的な方法は、一番奥に生える「12歳臼歯」が生え始める11～14歳の間にインビザライン治療を始める準備をすることです。奥歯の歯並びを整えるために取り外し可能な器具「拡大床」を寝ている間だけ装着し、ある程度歯が整った時点で、10代以上の患者さま向け治療プログラム「インビザライン・ティーン」に移行する場合もあれば、はじめから「インビザライン・ティーン」で治療を行う場合もあります。

この場合も1日20時間以上の装着が必要となるアライナーには、適切に装着するのが難しい方のために装着状態をチェックする機能が備わっています。

Ⅲ期　大人の矯正歯科治療

これら2つのタイミングを逸した大人の方々は、ライフステージに合わせて治療を開始するタイミングを決めるのもお勧めです。

●就活矯正……就職活動では、限られた面接時間の間に好印象を与えたいもの。躊躇なくニコッとスマイルを見せられるのは、最強の武器にもなりえます。

また自身のことを好きになれない人よりも、自分に自信を持っている人には、やはり魅力があります。内面から放たれる輝きを、面接官たちは見逃しません。就職や転職をしたいけれど、自分の口元に自信がないという人は、早いうちにインビザライン治療を検討してみてもいいと思います。

治療が完了していなくても、証明写真の撮影や面接時だけアライナーを外すことができるところも、インビザライン治療の大きなメリットです。

●ブライダル矯正……クリニックでよく耳にするのが「矯正をして結婚が決まりまし

た！」というニュースです。矯正治療をすることで人生が変わった人は、本当にたくさんいます。

こうした嬉しい知らせを聞くたびに、この仕事をやっていて本当に良かったな、と思います。

また、結婚式のために矯正をする方も少なくありません。通常は2年半ほど時間をかけ、奥歯の噛み合わせを整えてから徐々に前歯の歯列を整えていきますが、半年後や1年後の挙式に間に合わせたい場合は、先に前歯や見た目の印象を優先した治療計画を立てることも可能です。

この場合、通常のアライナーと共に近赤外線を照射する「光加速装置」を使い治療します。これは矯正治療期間を短くする最先端の矯正加速装置で、LEDによる近赤外線（850㎚）ライトを歯の周りの組織に照射して細胞エネルギーを活性化させ、骨や神経、皮膚の活性化を促すものです。それによって、①歯の動きが促進されて治療をスピードアップ、②治療中の違和感や軽微な痛みを軽減、といった効果が期待できるのです。

光加速装置の装着は1日10分ほどと短いながら歯の動きは速くなり、その治療スピードは、通常であれば1週間に1回程度変えるアライナーを3~5日のペースで変えるほどのものとなります。半年間で1年分の治療ができることから、挙式、またはそのほか人生の一大イベントに間に合わせたいという方の意向に沿うことができるのです。

そうしてイベントが終わってから、噛み合わせを含め改めて奥歯の治療に専念し、一生ものの歯科矯正をしていきます。

●マタニティ矯正……妊娠期はホルモン分泌が通常とは異なり、その時期だけ増えやすい歯肉炎の細菌などもあります。また産後は忙しくてデンタルクリニックに通うこともままならなくなってしまいます。そのため虫歯や歯周病の治療は、妊娠期のうちに済ませておくのが安心です。

なぜなら、母親が歯肉炎や歯周病にかかっている場合、子供にその細菌がうつってしまいやすいためです。

口移しなどをしないようにと気をつけているお母さんは多いですが、完璧に防ぐのは難しいこともあります。


また子育て期間中、子供の歯はしっかり磨いても自分の歯磨きは疎かになってしまう、という方もいらっしゃるかもしれません。矯正治療をして歯磨きをしやすい状態に整えておくと、自分の歯磨きを時短できるのもメリットです。


妊娠後から歯列矯正を始めると、出産までの期間は実質半年ほどです。

インビザライン治療であれば、つわりが酷い場合には取り外すことができるので、妊娠を考えている人も取り入れやすいのではないでしょうか。

●すべての世代に当てはまる「歯守矯正」……見た目や噛み合わせを整えるだけでなく、歯の健康を守り、お口の健康を守ることで、身体の健康と心の健康を守る「歯守矯正」は、Ｉ期のお子さんからシニア世代に至るすべての世代に当てはまる矯正歯科治療のアプローチ法です。

それは同治療における心構えと呼べるもので、当グループでは、「お口は 命の入り口 心の出口」をフィロソフィーとしてスタッフ全員が共有しており、〝患者さまの心身を健康に導くために歯を健康な状態とするのだ〟という意識を強く持って治療にのぞんでいます。

第2章では日本歯科医師会が主導する「８０２０運動」に触れていますが、これは80歳で20本の健康な歯を残すことを促す国家プロジェクトです。それだけの健康な自歯があれば、入れ歯などを使うことなく食事を美味しくいただけることを周知させる目的も含め始まりました。

そして同運動においては、かかりつけのデンタルクリニックから推薦を受けた患者さまで、さらに口腔衛生状況が優れていると認められた方は表彰を受けるのですが、そのようなステージに立つ方たちは総じて美しい歯並びをしているのです。

人生100年時代と言われる現在、生涯を健康的に過ごすためには健康な歯と口内環境が必要です。

いわば寿命を越えて口内に残る歯を増やす矯正歯科治療には、最期まで健康でいられる自分への先行投資という側面もあるのです。

インビザライン治療以外の歯科矯正法の特徴

ここまでインビザライン・システムによる矯正歯科治療についてお話をしてきましたが、その他にはどのような治療法があるのでしょうか。主な治療法を見てみたいと思います。

●ワイヤー唇側矯正……歯の表面に取り付けた装置「ブラケット」にワイヤーを通し、ワイヤーの弾力を利用して歯を動かす方法です。この治療法は、歯の表面に装置を取り付けるための専用接着剤を日本のメーカーが開発し、飛躍的に精度が向上しました。最近はプラスチックやセラミック、ジルコニアなどの素材で作られたクリアカラーのブラケットや、白いワイヤーを使うことで目立たなくさせる審美ブラケットも登場しています。長年続いてきた治療法であることから、臨床例や現場の矯正歯科医師の経験の蓄積は豊富にあり、治療の難易度が高い歯列でも対応することができます。

しかしブラケットからワイヤーが外れてしまう場合もあり、1ヶ月に一度は定期的に通院し、ワイヤーを調整することが必要です。

ブラケットとワイヤーが装着されている期間中は歯を隅々まで磨くことが難しく、治療中の虫歯リスクにも細心の注意が必要となります。治療期間は2年ほどが目安となります。

●ワイヤー舌側矯正……ブラケットとワイヤーを歯の裏側に装着する治療法です。一見して矯正しているように見えないところがメリットですが、裏側から歯を引っ張るように力をかけて歯を動かすため、唇側矯正と比べると効果が出るまで時間がかかります。

また舌が装置に当たるため、舌が傷つきやすかったり、違和感が強かったりすることもあります。唇側矯正より見えにくいところに装着する分、歯科医師や歯科技工士の高い技術が必要となり、費用が高くなる点も懸念されます。

歯磨きも唇側矯正より困難だと言えるでしょう。個人差はありますが、治療期間の目安は唇側矯正よりもやや長く平均3年ほどですが、選ぶシステムなどによって大きく変わります。唇側のワイヤー矯正やインビザライン治療より、その幅は大きいと考えてもらった方が良いと思います。

●インビザライン・システム以外のマウスピース矯正……インビザライン・システムとは異なるマウスピース矯正も多くあります。その中でも独自性を有しているのは、クリアコレクト、アソアライナー、キレイラインの3つです。

3つに共通して言えることは、インビザライン・システムの中で最も軽症者向けであるインビザラインライト、もしくはインビザラインGOと同程度のシステムということです。

クリアコレクトはインプラントの老舗メーカーで、世界ナンバー1のシェアを誇るアメリカ企業ストローマングループが手掛けるマウスピース矯正です。インビザライン・システムの後発となりますが開発力が高く、治療におけるクオリティはインビザライン・システムを追随し、将来的にはかなり近づく可能性を秘めていると個人的には予想しています。

アソアライナーは、1982年に東京・墨田区で創業した歯科技工所をルーツとする、現在のアソインターナショナルが展開するマウスピース矯正です。

ソフト、ミディアム、ハードという3種のマウスピースを活用して歯を動かす矯正法で、歯並びの凹凸が軽度な症状や、出っ歯、受け口、すきっ歯といった症状に対する矯正治療に効果があるとされています。


キレイラインは、2017年に誕生した、上下の前歯12本を中心に歯並びを揃えるマウスピース矯正です。治療が口内全体に及ばないため比較的リーズナブルに、短い期間で治療できるところが特徴です。

対応できる歯並びには、ガタガタした歯並び、出っ歯、受け口、すきっ歯などがあげられ、最も目立つ前歯を美しく整えたい方に選ばれる傾向があります。


これらに加えて10種類以上のマウスピース矯正があるのですが、そのほとんどがアソアライナーをベースに考えられたと思える治療法です。

またインビザライン・システムより費用が安いマウスピース治療も多々ありますが、

診察した矯正歯科医師の意向を反映できないシステム内容である可能性もあり、治療法を決める際には〝求める歯並び〟を叶えるものかどうかを見極める必要があります。

●そのほかの歯科矯正法……ほかにも、上顎側を裏側矯正、下顎側を表側矯正にすることで、目立ちにくく、滑舌が悪くなるのを軽減するハーフリンガル矯正や、治療の前半をワイヤー矯正にし後半はマウスピースで治療をするコンビネーション矯正、矯正歯科治療用の小さなネジを歯茎の骨部分に埋め込み、これを軸として歯を動かすインプラント矯正など、さまざまな種類があります。

患者さまの症状やライフスタイル、目標とする歯列によって相応しい矯正法は変わりますから、ぜひ広い視野を持って検討してみてください。

インビザライン治療の価格

この章の最後にインビザライン治療の価格について触れておきます。

「インビザライン治療を試してみたいけれど、歯列矯正は価格が高いから……」と躊躇してしまう人もいると思います。確かに歯列矯正の治療は原則として自費診療。決して安いとはいえません。

ただ将来的に虫歯の治療を繰り返し、最終的にインプラントを入れる場合、1本40~50万円以上の費用がかかります。そもそも口元にコンプレックスを抱えながら送る毎日が改善されることは、お金には代え難い大きな価値があり、人生の質を高めることにつながります。

さらに、自身で歯の隅々までを磨きやすくなることで虫歯や歯周病のリスクを低くします。生涯健康な歯を維持するための予防歯科の効果も、矯正歯科治療にはあるのです。

とはいえ、歯列矯正には治療中に追加料金が発生する場合があり、その不透明さが不安を生むこともあるようです。

しかしインビザライン治療では、ゴールまでの治療計画をクリンチェックで確認でき、治療を始める前に費用の総額を把握できます。治療費を計画的に考えられるところも、一つのメリットと言えるでしょう。

実際に当院では、主に次の6つのプランを用意しています（＊2023年1月現在。価格やプランは変更する場合があり、ホームページに掲載されている価格が最新情報になります）。

●インビザライン リトライ……他のデンタルクリニックで矯正治療をしたものの

完治しなかった場合の駆け込み寺的なプラン。ワイヤー式やマウスピース型を問わず矯正治療を過去に行った、もしくは現在矯正治療中の患者さま向け。総額60〜80万円＋消費税。

●インビザライン フル……最もベーシックなプラン。中等度〜重度の症例で抜歯や遠心移動が必要な患者さま向け。総額90万円＋消費税（3年保証）。

●インビザライン プラス……インビザライン フルの内容に加えて、ＣＴ撮影と光加速装置の利用が含まれ、保証期間の延長、クリンチェック作成待機期間が半分になるといった内容を含むプラン。総額１２０万円＋消費税（5年保証）。

●インビザライン ミドル……26枚のアライナー（2枚分の無料追加が可能）による治療で、歯と歯の間を削る処理（ＩＰＲ）のみで対応可能な軽症者用のプラン。総額60万円＋消費税（2年保証）。

●インビザライン キッズ……歯の重なり具合が軽度かつ治療箇所が前歯部のみという7〜9歳頃のお子さんを対象とするプラン。乳歯が6本以上残っているなど条件あり。総額40万円＋消費税。

●拡大床……インビザライン・システムによる矯正治療を行うために施す、5歳からのお子さんを対象とした準備矯正。歯を抜く可能性を減らすことが主目的。総額20万円＋消費税。

これら治療総額の内訳は、「診断費用」「毎回の矯正チェック費用」「保定装置上下1個ずつまでの費用（インビザライン フルとインビザライン プラスのみ）」となっています。

たとえば、歯が予想通りに動かないなどの理由からアライナーを途中で作り直した場合も、基本的に追加料金はかかりません（＊虫歯や歯周病の治療などの保険診療は窓口負担がかかります。これらのメンテナンスは、3〜4ヶ月に一度行うアライナーの適合や歯がしっかり動いているかどうかのチェック時に手掛けることを基本としています）。

しかし矯正治療は原則として保険の適用がなされない自由診療のため、費用的な負担はどうしても大きくなってしまいます。その負担を少しでも軽減できるようにデンタルローンも取り入れています。

長い目で見れば、歯並びを美しく整える矯正治療には人生を変えるほどの大きな価値があります。ぜひ多くの人に自信を持って笑える口元を手にしていただきたいですし、そのお手伝いができればと思っています。

第 4 章

未来の歯並びを映すシミュレーション

インビザライン・システムの要、未来を映すシミュレーション動画

いくつかの種類があるマウスピース矯正ですが、独自性の高いインビザライン・システムの最大の特徴は、治療過程がわかる３Ｄのシミュレーション動画の存在です。この動画はクリンチェックと呼ばれ、治療開始時から治療後まで、歯列が整えられていく様子を可視化します。そのため歯が動いていく様子を歯科医師と患者さまとの間で共有でき、患者さまは治療に対する安心感を抱け、モチベーションも保ちやすくなるというメリットがあります。

一例として、ここに紹介する7枚の画像は、アライン・テクノロジー社のプロモーション動画をキャプチャーしたものになります。あらゆる角度から、歯並び、歯と骨の関係性を見ることができると思いますが、２０２３年に入ってＣＴ検査との連動が可能となり、スキャン画像をクリンチェックの素材に活用できるようになりました。

それまではレントゲン画像を素材として使用していましたが、両者の間には大きな違いがあります。ＣＴスキャンが活用できると、今までは目に見えなかった歯茎の奥の歯根の動きや、歯と顎周りの骨との関係性を目で確認できるのです。

たとえば、上の歯列が下の歯列よりも前に出すぎた上顎前突に対して治療を施す際、ＣＴスキャンを使えば上顎の骨がどれほど前に出ているのかがわかり、より緻密な治療計画を練ることができます。

対してレントゲン画像を素材としていたときの治療は、歯と骨の関係性が可視化されないため、歯科医師の経験値に判断を委ねたところもあったのです。

このようにクリンチェックは今なお進化を続けています。

では、インビザライン治療の要と呼べる、未来の歯列を映し出すシミュレーション動画は、どのように作成されるのでしょうか。

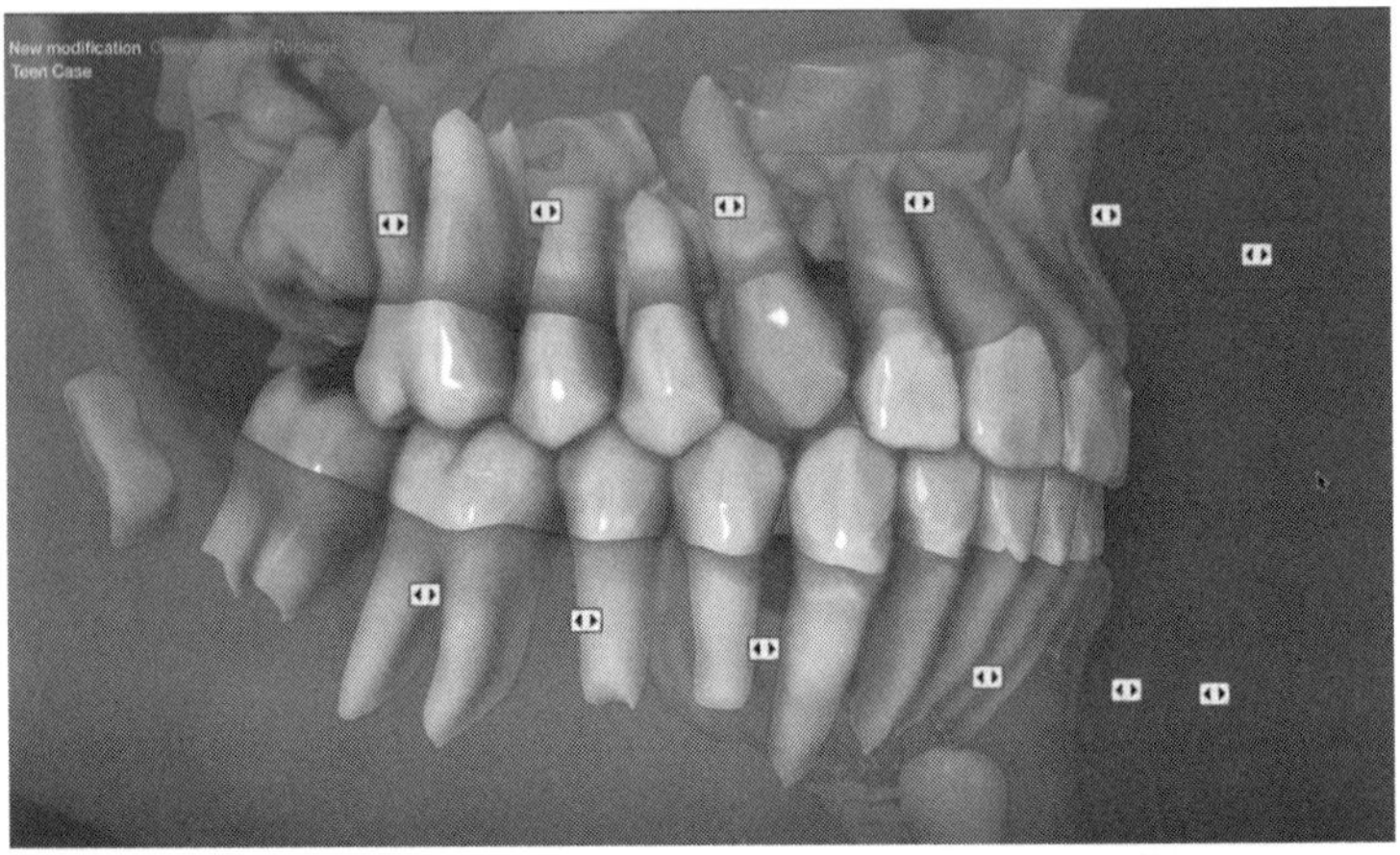

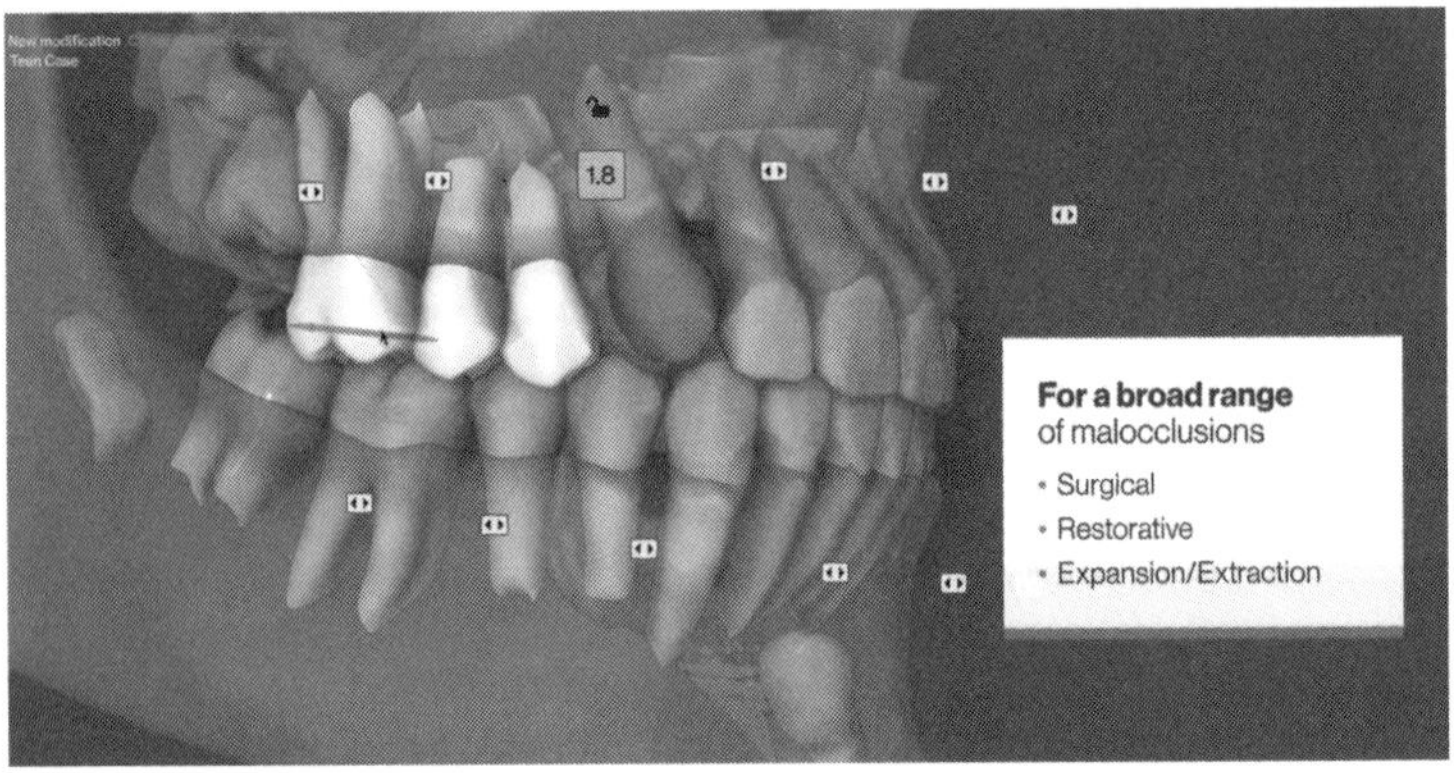

歯を１本ずつ動かしながら矯正治療が行えるのがインビザライン・システム最大の特徴。しかも最新のクリンチェックでは、口内のあらゆる角度を写した撮影データと、CT スキャンによる「顎の骨と歯の関係性」を写した画像との連動が可能に。より一層正確な治療計画を作成することができるようになった。

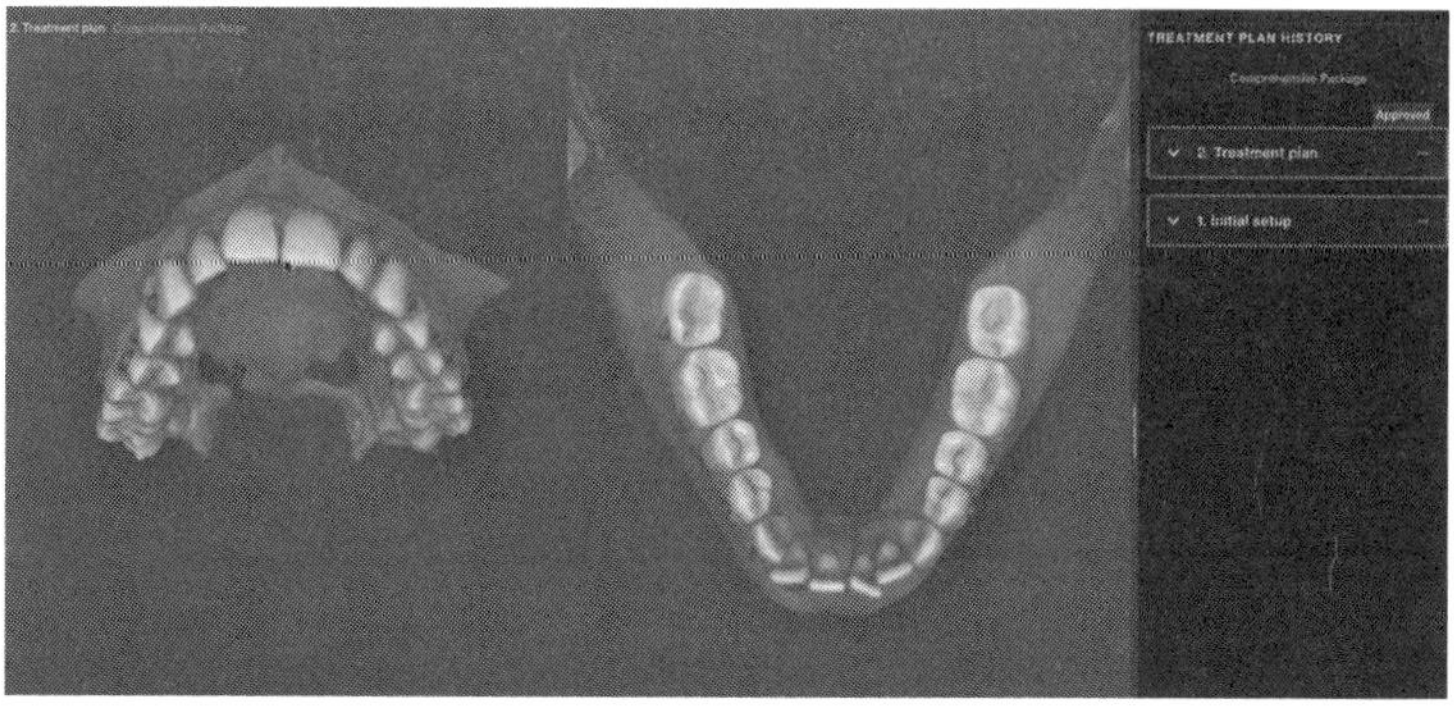
2. Treatment plan
TREATMENT PLAN HISTORY
Approved
2. Treatment plan
1. Initial setup

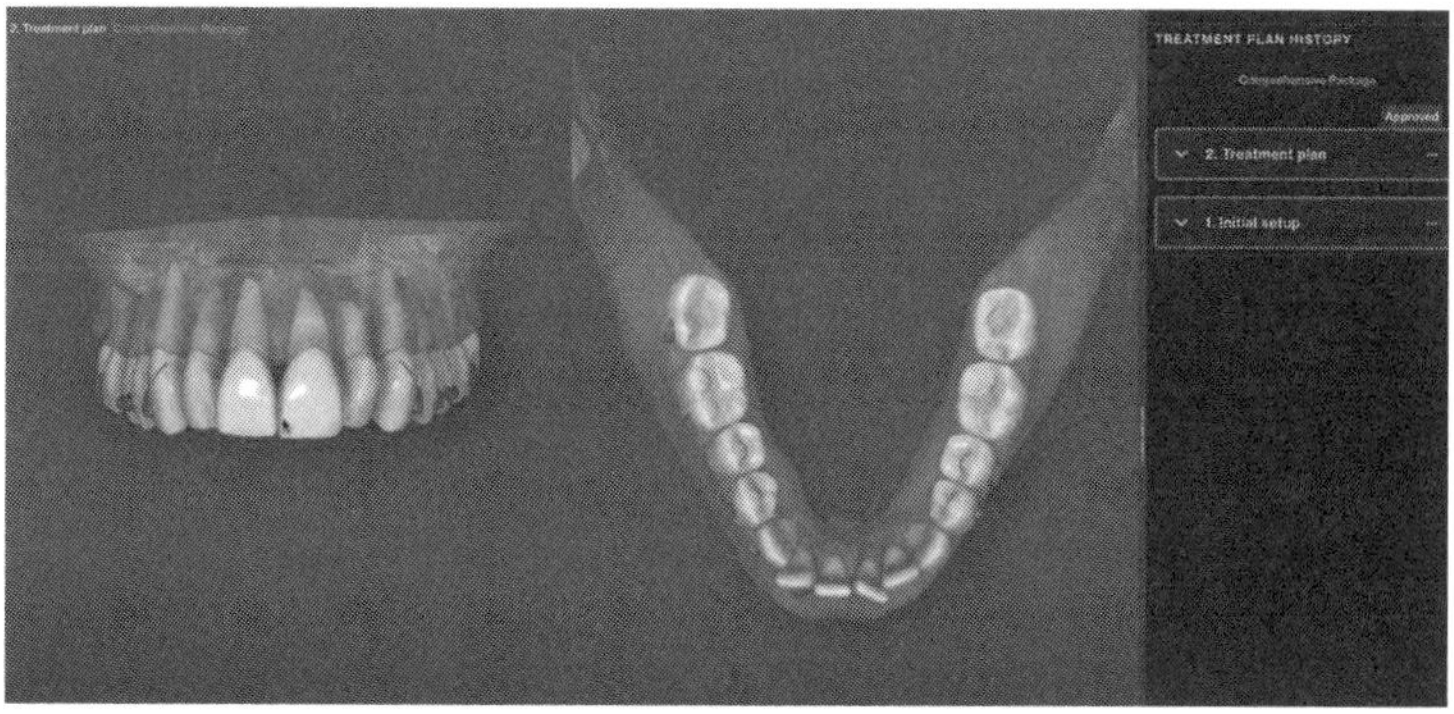
2. Treatment plan
TREATMENT PLAN HISTORY
Approved
2. Treatment plan
1. Initial setup

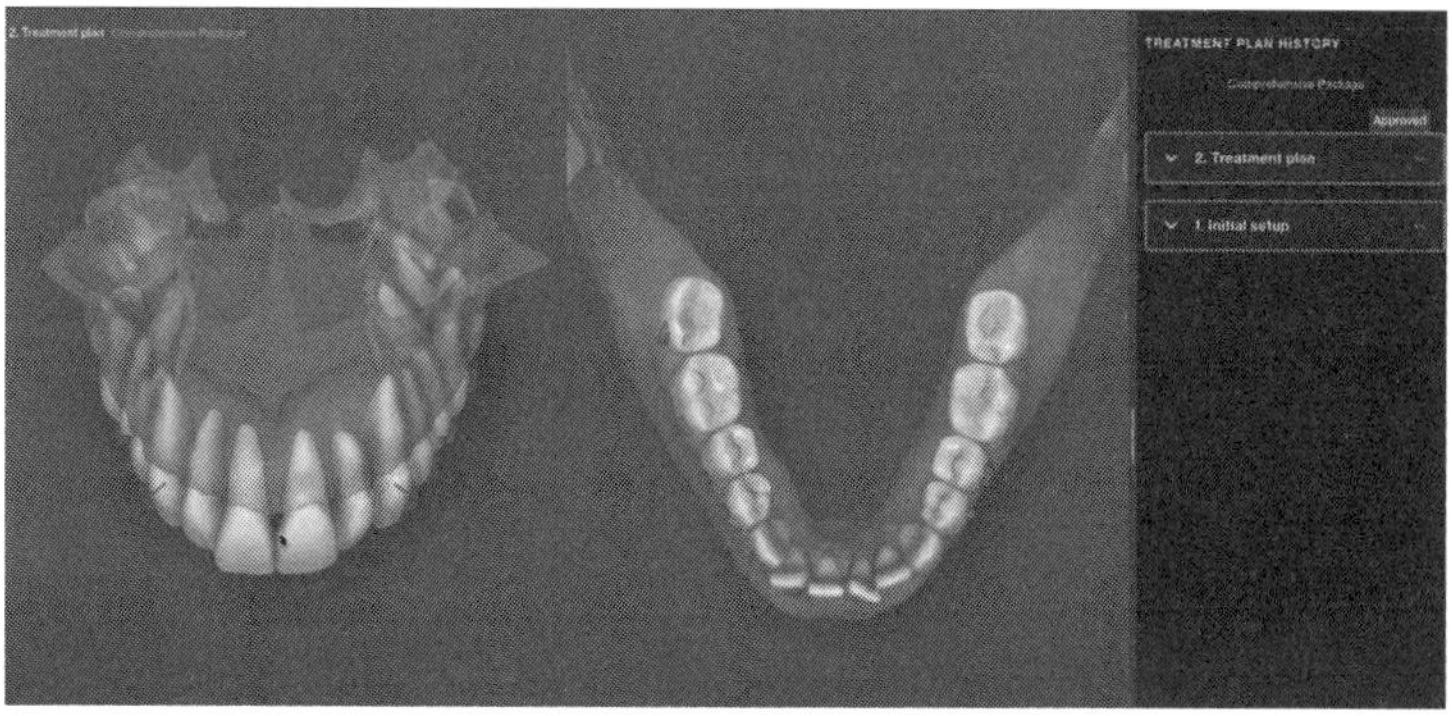
2. Treatment plan
TREATMENT PLAN HISTORY
Approved
2. Treatment plan
1. Initial setup

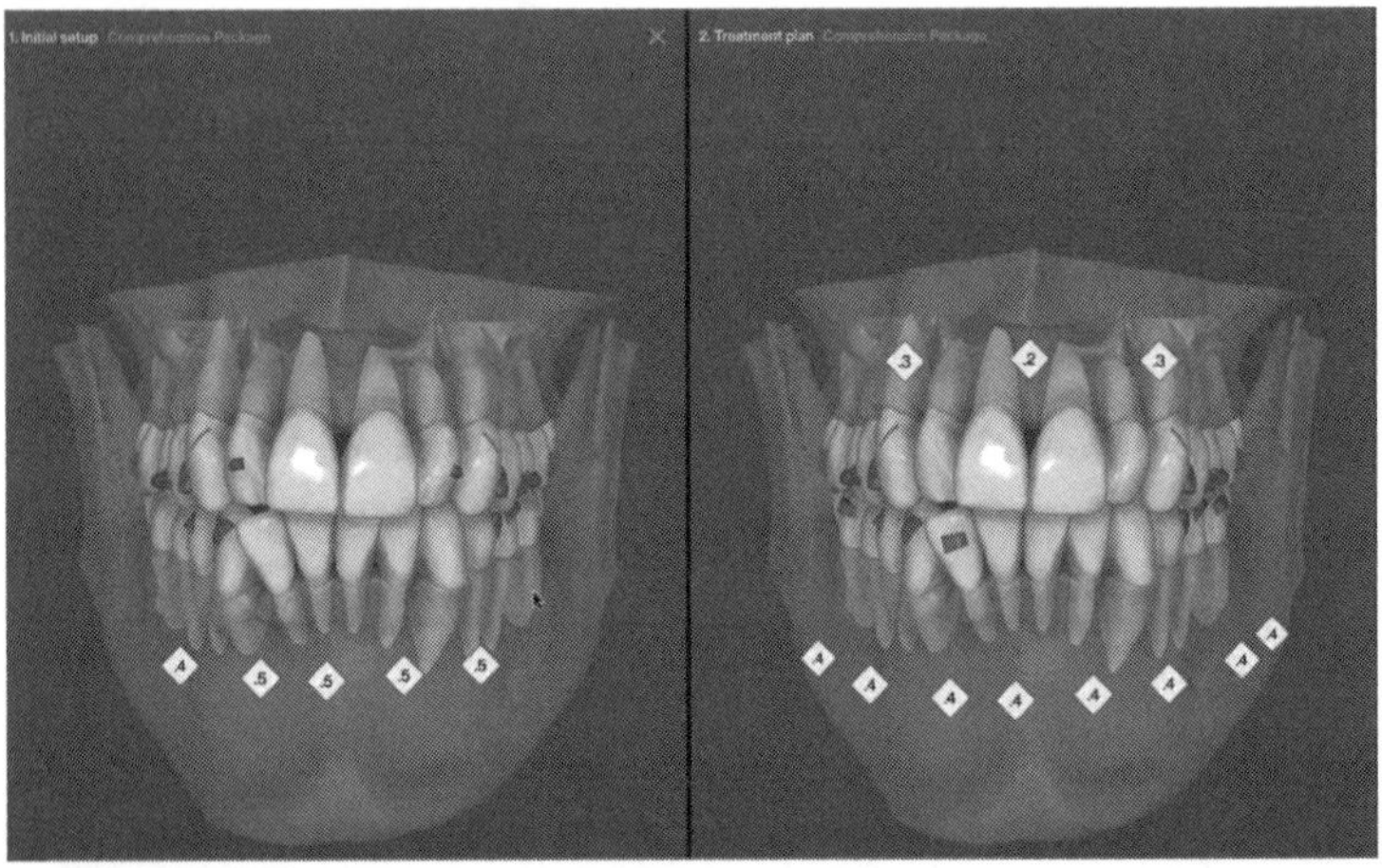

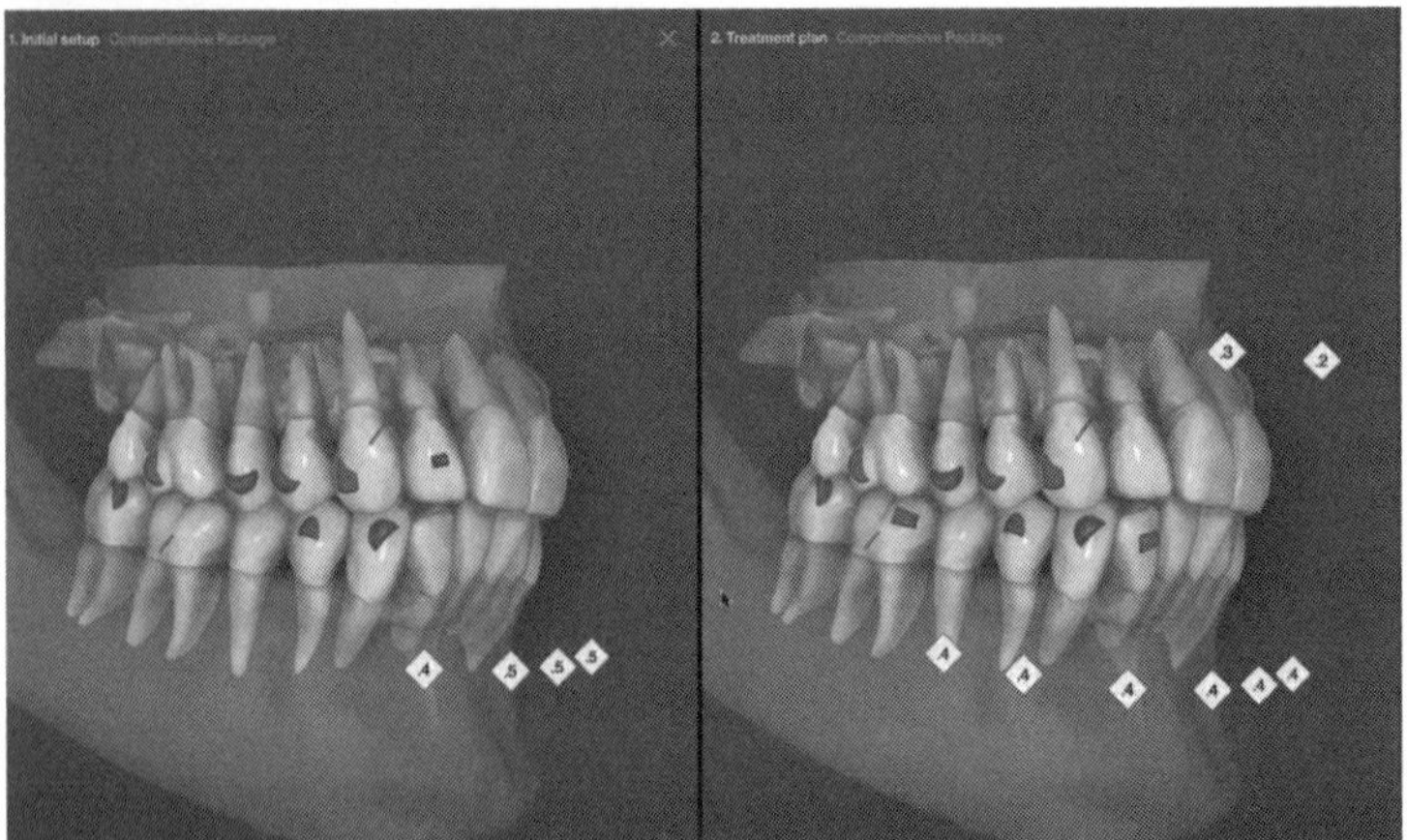

画像提供：インビザライン・ジャパン社

パーソナライズした「未来」を作る

クリンチェックの作成にあたっては、まず当院でスキャンした患者さまの歯型データや口腔内の情報を、インビザライン・システムの開発を手掛けるアライン・テクノロジー社に送ります。その後、同社が独自に開発したプログラムを駆使してクリンチェックを作成し、当院へ送ってくるというのが基本的な流れです。

そして、ここからが当院のドクターの腕の見せどころとなります。第一弾として上がってきたクリンチェックは、いわばたたき台のようなもの。必ず患者さま一人ひとりの骨格に合わせてデータを修正する必要があるのです。

修正は1本ずつの歯の動きを確認し、緻密に微調整をしながら行います。歯列は人それぞれ違い、歯の動かし方も同様です。そのため一つひとつの症例に向き合いながら、ゴールに至るまでの過程を歯科医師としての経験値を頼りに描き、クリンチェックをブラッシュアップしていくのです。

この微調整を怠ると、歯が必要以上に動きすぎてしまって骨から飛び出してしまうなど、危険なトラブルを招きかねません。クリンチェックの作成は、インビザライン治療の成功を左右する要となるのです。

想定より歯が動かない場合もあります。その場合、骨密度や骨の形が影響しているといった理由が必ずあり、当初の計画を強引に推し進めるのではなく、改めて計画をし直すなど、状況に応じた治療をしっかりと行います。

また子供は歯が動きやすいことから後戻りもしやすく、成長を予測しつつ、噛み合わせにズレが生まれないような調整を施します。

ちなみに歯列矯正は、整形手術とは異なり顔の形を骨格から大きく変えることはできません（外科併用の場合を除く）。ですが歯の角度や出方が変われば、唇の厚みや顎のラインに変化が現れ、口元の印象を大きく変えることができます。

以前に次のようなケースがありました。歯を抜かずに前歯の出っ歯を治したいと来院された患者さまで、治療が進んでいくうちに笑ったときの印象も気になるようになり、治療計画を途中で変更したというものです。

前歯を少し引っ込める形で出っ歯は改善されたのですが、笑顔の印象を大きく変えるための抜歯を許容されるだけでなく、むしろ希望されるというお気持ちの変化があったからでした。


当グループでは、笑顔を大別して「ハリウッドスマイル」と「なでしこスマイル」と呼称しています。前者はニコッと大きな口を開けて笑ったときに歯と口角の隙間が少なく、歯がはっきりと見える笑顔。後者は歯と口角に隙間があって、笑ったときに歯が少し見えにくくなる笑顔で、奥ゆかしい印象になります。

この患者さまは「なでしこスマイル」を希望され、当初の計画にはなかった4本の抜歯を行い、歯全体を奥に引っ込めることで「なでしこスマイル」を手にすることができました。

治療途中での計画変更は、すべてのリクエストに対応できるものではないですが、せっかく長い治療を終えたにもかかわらず、「本当はこうしたかったのに、仕方ないか……」と、残念な気持ちを抱かせる結果となるのは本意ではありません。

妥協して治療を終えるのは、私にとってとても悲しいこと。できる限り患者さまのご意向に寄り添う治療を心がけたいと思っています。

インビザライン治療を支える「チーム神谷」

東京・池袋にある当院「池袋はならび矯正歯科・神谷」では、私を含め14人のスタッフが勤務しています。その中で私は主にクリンチェックのパーソナライズを手掛けておりますが、ドクター、歯科衛生士、歯科助手、トリートメントコーディネーターなど、他のスタッフも分業制の勤務環境のもと、それぞれの仕事に責任を持って向き合っています。

では、なぜ当院では分業制を採用しているのか。そして各々のスタッフはどのようにインビザライン治療に携わっているのかについて、スタッフの声を交えてご紹介したいと思います。

歯科医師　院長

T.S　35歳　勤務1年

虫歯治療など一般診療も含めた治療全般をドクターとして担当しています。インビザライン・システムによる歯列矯正では、クリンチェックの基礎的なところをまず私が作成し、代表である神谷が細かいチェックと微調整を行い、予測実現性を高めることで当院としての治療計画を完成させていきます。そのような勤務の日々において、患者さまに対しては「後出しジャンケンをしない」ことを重視し、スタッフに対しては「忖度をしない」ことを大切にしてきました。

患者さまには、1%でも可能性のあることは必ずすべてを説明します。あとから「それは聞いてない！」という状況を避けたいからです。また来院する患者さまの中には、「マウスピースをしていれば矯正できる」といった、事実とは異なる認識をもたれている方がいるためでもあります。

実際のインビザライン治療では、アライナーをはめているだけでは歯は動かず、アライナーチューイという噛み込み用のシリコンゴムを噛む必要があります。このような治療への能動的なアクションがあってこそ、インビザライン治療は最大の効果を発揮するのです。

いわば患者さまも、「歯列を整える」というプロジェクトに対するチームの一員と言えるでしょう。当院のスタッフと歩調を揃えてプロジェクトにのぞむうえで、治療の前にしっかりと共有認識を抱くことが大切なのです。

最後に、当院のチームワークが機能している背景には、スタッフのクオリティ・オブ・ライフを考慮した勤務体制があると思っています。平日は18時に閉院となり、祝日は必ず休み、代替出勤もありません。そして有給休暇も取りやすいといった状況は、あまり他のデンタルクリニックには見られない体制でしょう。

やはりスタッフがきちんと休息を取って疲れを癒し、充実したプライベートを送ることは、仕事へのモチベーション維持を促し、良い治療の提供につながると感じています。

歯科衛生士

Y.S　36歳　勤務4年

私の役割は、口腔内の写真撮影やCTスキャンによる撮影を行うことに加え、矯正歯科治療において一般的に起こりうるリスクなどを記載した同意書やクリンチェックなどの説明、歯のクリーニング、歯へのアタッチメント装着、マウスピースの型取りなど多岐にわたります。

患者さまに説明をするにあたり心がけているのは、皆さんが疑問や不安を抱かれないよう、できるだけ噛み砕いてお伝えすることです。インビザライン治療は最先端の技術を駆使して進められる治療であることから、理解しにくいと感じるところが少なくありませんし、理解するテンポも患者さまによって異なります。また話し方や声が威圧的になっていないかも自身に問いかけながら、納得していただくまで説明するようにしています。

治療は長期にわたります。当院のスタッフと患者さまがともに歩んでいく関係となるのが大切で、そのため来院された患者さまに「会えて嬉しいわ」と言ってもらえたり、「次回の診療もお願いします」というご要望をいただけたときなどは、寄り添えていることを実感でき、素直に嬉しさを覚える瞬間です。

また施術中はスタッフ全員がインカムをつけ、院内で起きている状況を常に把握しながら自身の仕事と向き合います。私も「ここは医師より先に私が入った方がスムーズかな」「ここは歯科助手に進めておいてもらおう」といった判断を行い、治療が滞らないようにしています。

私の治療が重なり慌てているときに、歯科助手が素早くフォローをしてくれることも日常的に起きること。そのようなときには、チーム一丸となり、助け合いながら患者さまの治療に向き合っている実感を抱きます。治療に関して他のスタッフに自分の意見も出しやすく、とても恵まれた環境だなと感じています。

トリートメントコーディネーター（TC）・歯科助手

A.O　30歳　勤務2年

当院での私の役割は初診の方の無料カウンセリングです。歯や口元の悩みを本音で話してもらいやすい雰囲気作りを大切に、言葉使いなどにも細心の注意を払っています。

実のところ、私自身が現在インビザライン治療の最中なのです。そのため、歯の動き方、矯正中の痛みの程度、食事の際に注意したいこと、抜歯後の見た目についてなど、患者さまが疑問に思い、不安に感じていることに対して実体験を交えながらお話しするようにしています。

同様に別の患者さまの感想なども伝えており、そのようにしてカウンセリングを終えたのち、「疑問が解消されスッキリしました」とおっしゃっていただくような場面に出会えると、この仕事をしていて良かったなと思えるのです。

また、カウンセリングから精密検査に進んでいただくか否かは患者さまの意思次第。決して強制する雰囲気にならないように心がけています。

トリートメントコーディネーター（TC）・歯科助手

A.I　30歳　勤務1年半

受け口気味だったことを理由に、小学生から高校生まで私自身がワイヤー矯正をしていました。長い期間をかけて毎月通院し、ゴムで締め付けられる痛みも経験していたことから、歯科医療の世界に携わるようになるとインビザライン治療にとても興味を抱いたのです。

なかでも当院は国内の症例数が多く、最先端の現場を見たいという気持ちが生まれ、就職を希望したのが現在に至る経緯です。

そのような背景を持つ私が担当するのは、初診の方の無料カウンセリングと助手業務です。カウンセリングは経験がまだ浅く試行錯誤の日々ですが、さまざまな症例をお見せしたりすることで、抱えている悩みをできるだけ多く共有してもらえるようにしています。

また当院に勤務して驚いたのは、スタッフのチームワークの良さでした。誰もが常に全体の状況を把握しながら、チームスポーツをしているように動き回っているのです。私もどこにどのようなアシストが必要か、全体の様子を見ながら立ち回る経験を増やしている最中です。

定期的に開かれるインビザライン治療に関する勉強会でも「だからあの患者さまにはこの処置が必要だったのか」といった背景を把握できますし、そうして知識を増やしていくことで、よりチームをアシストしていけるようになりたいと思っています。

歯科助手

M・K　29歳　勤務1年半

主に受付を担当し、支払いや次の受診予約をしたり、患者さまの疑問や質問を歯科衛生士や医師につないだりしています。また、クリニックの清掃や歯科衛生士のフォローなどもしています。

当院は症例数が多いクリニックであることを一因に、幅広い世代の方々が毎日たくさん来院されます。お忙しい合間を縫って来院される患者さまを、できるだけ時間通りにご案内できるようアポイントの時間調整を行ったり、歯科医師や歯科衛生士がどのようなことを求めているのかを素早く読み取るようにと、日々取り組んでいます。

私自身、ワイヤー矯正の経験者です。もともと歯の矯正については興味がありますし、患者さまが不安に感じていることなども、少しは理解できるつもりです。

インビザライン治療について詳細を知りたい人もいると思いますので、今後はクリニックのSNSなどを通じて、よりわかりやすく正しい情報を発信していき、少しでも患者さまの満足度を高めたいと思っています。

また、患者さまにとっての当院のイメージは、一番初めに接触することになる受付業務の私の印象によって大きく変わると思います。

これまで多くの患者さまに感謝の言葉をかけてもらうことで、幸せな気持ちやポジティブなパワーをいただいてきましたが、来院される患者さまには「このクリニックに来て良かった」と思ってもらえるように、笑顔を忘れず接することを大切にしています。

インビザライン・ジャパン社との密接な連携

マウスピース型の歯列矯正法として独自性を貫くインビザライン・システムですが、アメリカに本社を構えるアライン・テクノロジー社は２０２２年に創設25周年を迎え、２０２３年3月現在、全世界で１４５０万の症例数を突破しました。

研究・開発を積み重ねてきた25年間の投資額は２６００億ドルに到達。現在世界で毎年２１００万人が新しく始めると言われる矯正歯科治療において、ワイヤー矯正以外を選ぶ15％の患者さまのうち10％を、インビザライン治療が占めるまでに成長しています。

2002年に上陸して以降、日本でも存在感を強めています。自由診療であり治療費が高額となることから、患者さま自ら歯列矯正の方法について事前にリサーチし、その上でインビザライン治療を選ぶ人が増えていると感じます。

その背景には、アライナーという薄型のマウスピースを使うことにメリットを見出すなどいくつかの理由がありますが、3Dシミュレーション動画のクリンチェックもその一つ。むしろ、治療前に治療完了までの過程が可視化されるクリンチェックは、インビザライン・システム最大の特徴と言えるものです。

いわば、このクリンチェックの進化が未来のインビザライン・システムの生命線です。そのためインビザライン・ジャパン社からブラックダイヤモンドのステイタスを認定されている立場もあり、私は積極的に現場の声をフィードバック。クリンチェックのクオリティ向上に尽力してきました。

クリンチェックは、アライン・テクノロジー社がＡＩを活用して作成し、それを歯科医師が患者さま用にパーソナライズします。

しかしすべての歯科医師が、強いこだわりを持ってクリンチェックの精度向上をはかっているわけではないようです。なかには修正が必要であることを知らず、アライン・テクノロジー社から届いた内容のままで治療を行う先生もいます。

簡単な症例ならまだしも、そのような治療法ですべての症状に対応できるのかと問われれば、難しいと言わざるを得ません。

骨格が異なるなど欧米人と日本人で口腔内の状況は変わり、アライン・テクノロジー社から届いたクリンチェックそのままでは、歯の周りの歯肉がすり減り歯根表面が露出する歯肉退縮を起こすなど、事故につながってしまう場合があるのです。

事故を未然に防ぐ目的のほか、日本では歯学部に進学してもインビザライン・システムを学べず、知識や技術は現場に出て身につけるしかない状況にも、クリンチェックの精度向上の必要性を強く感じています。

日本に上陸して多くの時間が経過し、インビザライン・システムの知名度は高まりました。取り入れるデンタルクリニックも増えています。にもかかわらず、若き歯科医師は未学習のまま社会へ出ていきます。

精度が向上すれば、未来を担う者たちによる技術習得のスピード化が期待でき、また経験値の少ない歯科医師の治療の質も保つことができるのです。その状況は日本のインビザライン・システムによる矯正治療の底上げにつながるものでしょう。

現在も私は「クリンチェッククオリティ向上委員会」と呼称する組織を設定し、総合的に患者さまのメリットを追求する活動を行っています。治療の質的向上のため歯科医師とのコミュニケーションは非常に重要だと同社は考えており、すべてのインビザライン・ドクターに意見交換の門戸を開くなか、私も連携密度を濃くコミュニケーションを取ってきました。

なぜなら、矯正歯科治療は医療行為だからです。

患者さまの歯を見て確かな診断が行え、治療計画が作成できてこそ、インビザライン治療の質も最大化されるのです。

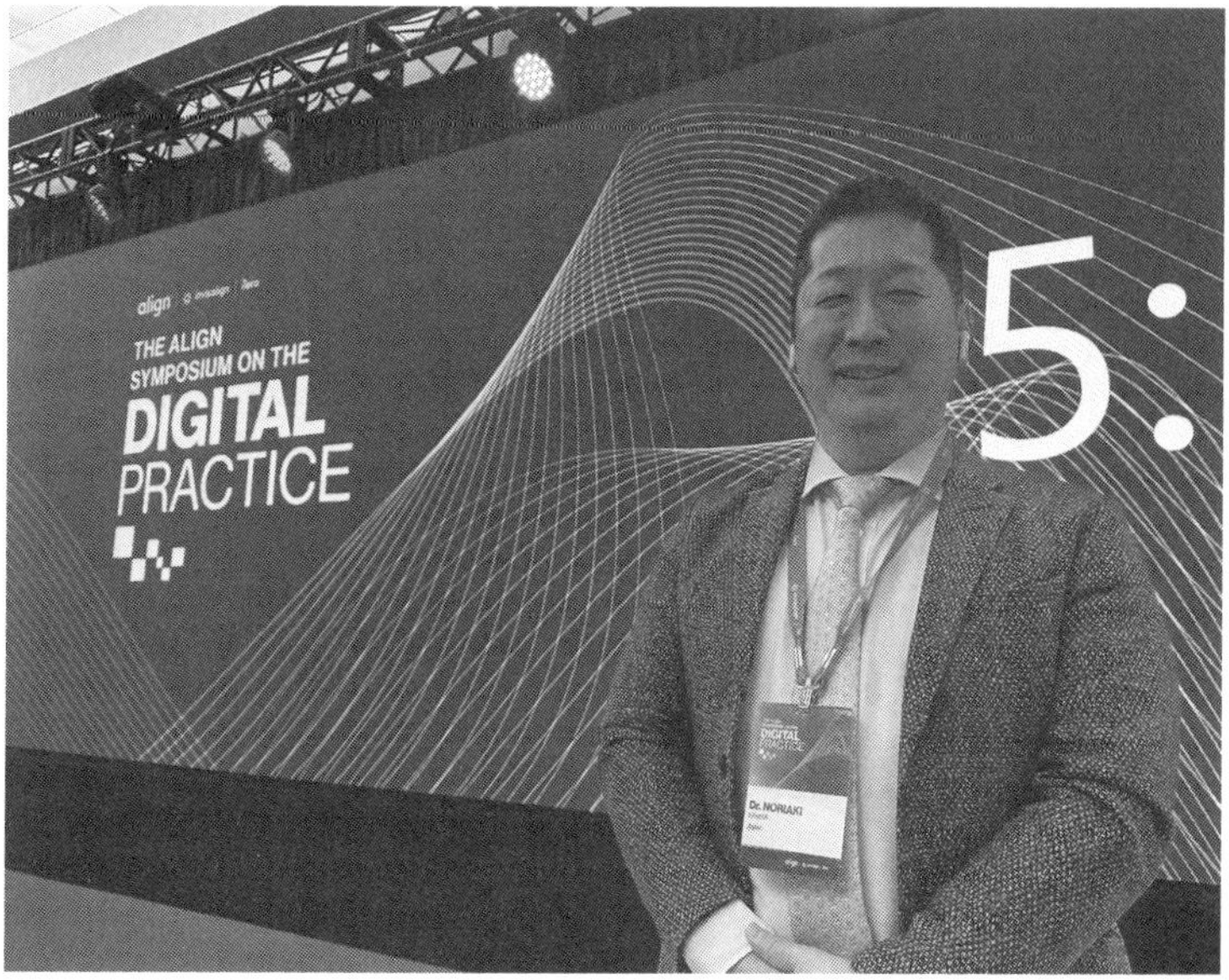
align | invisalign | iTero
THE ALIGN
SYMPOSIUM ON THE
DIGITAL
PRACTICE
5:
Dr. NORIAKI

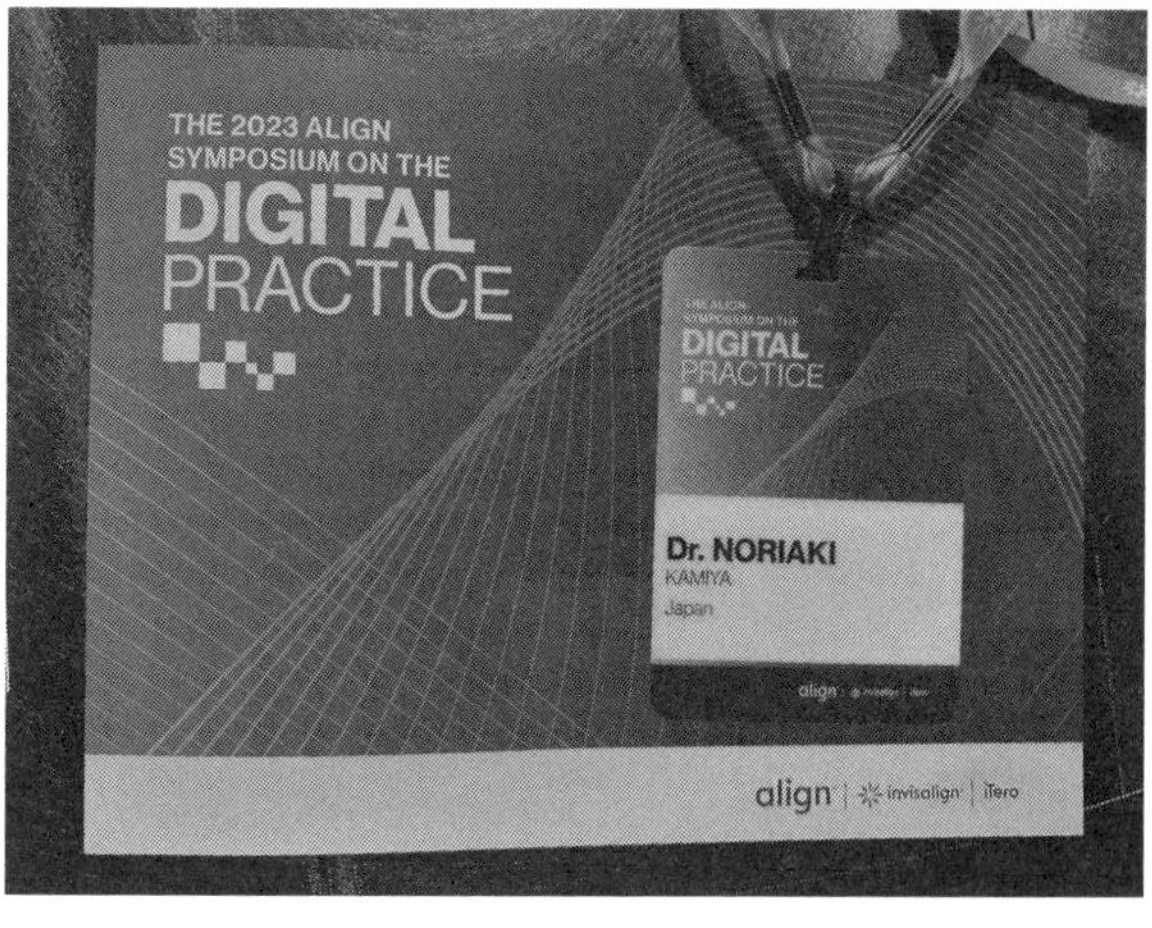
THE 2023 ALIGN
SYMPOSIUM ON THE
DIGITAL
PRACTICE
THE ALIGN
SYMPOSIUM ON THE
DIGITAL
PRACTICE
Dr. NORIAKI
KAMIYA
Japan
align
align | invisalign | iTero

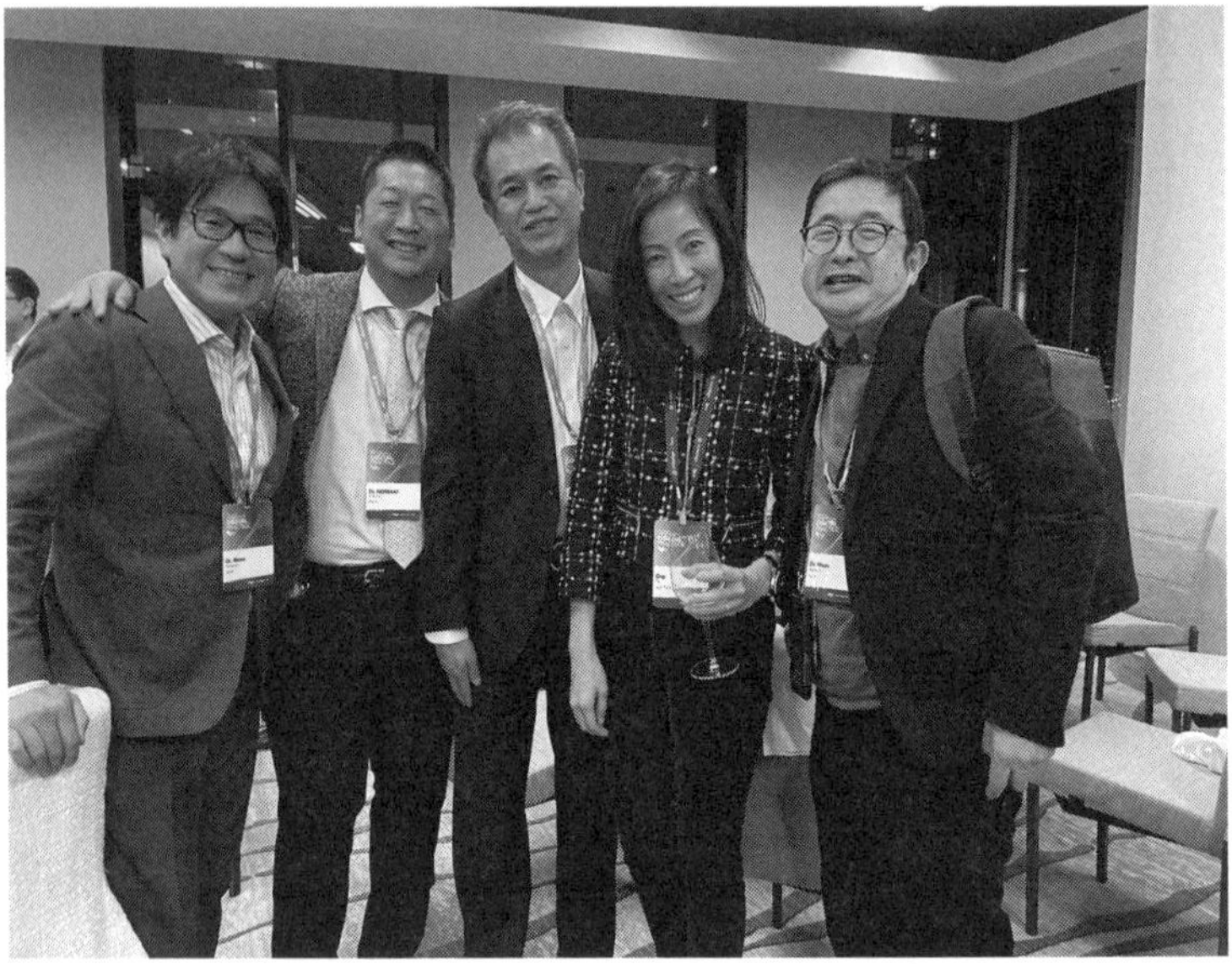

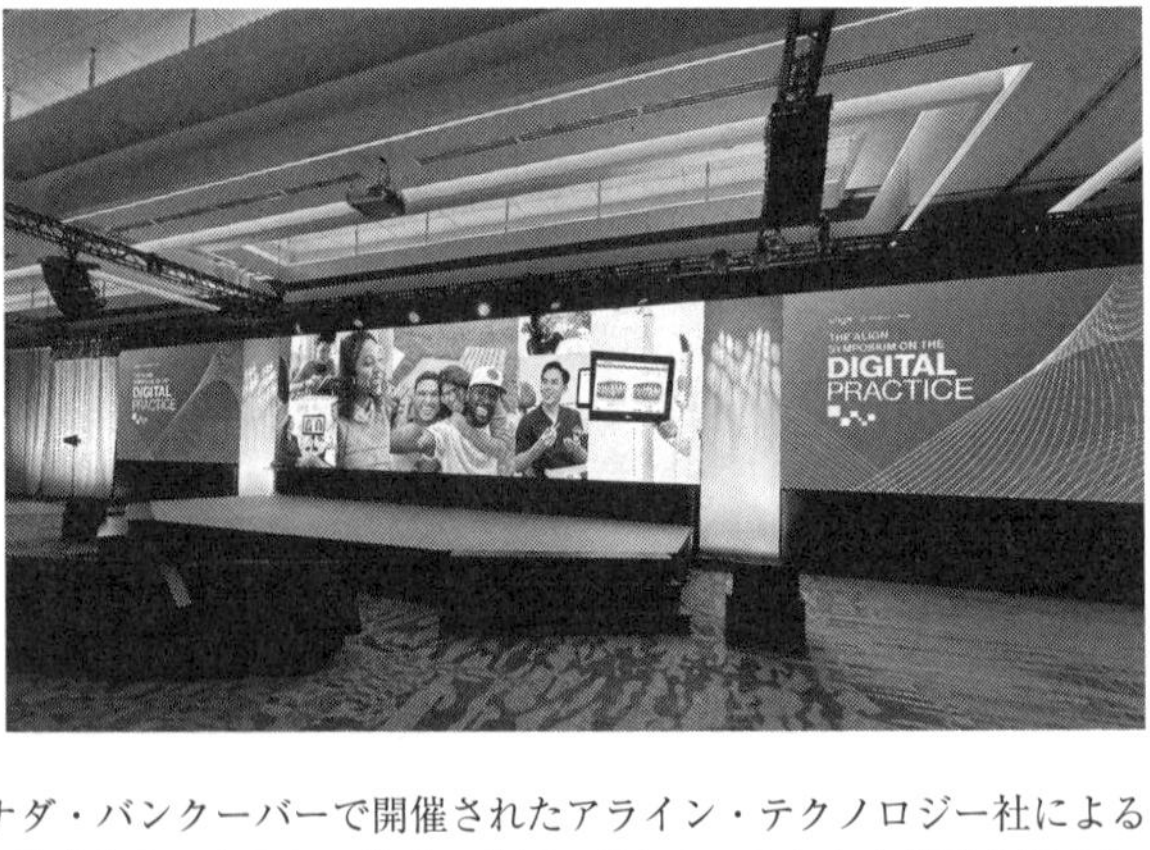

2023年3月、カナダ・バンクーバーで開催されたアライン・テクノロジー社による国際学会に日本を代表する一人として出席。他国のドクターたちとも親睦を深めた。

第 5 章

歯科矯正後の歯と口内環境

〝歯を動かす〟矯正治療を終えたあと

平均2年半に及ぶ治療期間中は、1日20時間以上アライナーを装着します。歯を動かす治療を終えたあとは、後戻りを防いで歯を安定させる目的でリテーナーを装着する保定期間となります。

装着するのは主に就寝時。1年目は毎日、2年目は週に3～4日、3年目以降は週に2～3日、5年後は週に1日と、就寝時のリテーナー装着回数を減らしていきます（5年後を目安に夜間就寝時の使用を週に1回まで減らし、それをゴールとするのは当グループ独自のルールです）。この就寝時に装着するリテーナーは噛む面が開放されており、奥歯の噛み合わせのすり合わせが行われやすく、噛み合わせのズレを防ぐデザインになっています。衛生面や頑丈さにおいても、長期間の使用に耐えうる仕様です。

こうして理想に掲げた美しい歯列の口元は現実のものとなります。
そしてその口内環境を保つため、保定期間後もセルフメンテナンスへの取り組みをお勧めします。

インビザライン・システムは治療期間の負担が少ない治療法ではありますが、それでも2年半ほどの間、毎日20時間以上のアライナー装着が必要となり、治療にのぞむにあたっては相当な覚悟と努力を要します。

せっかくその大変な期間を乗り越えたのだからこそ、美しい歯列の口内環境を生涯のものとしていただきたいのです。

多世代にわたる症例の数々

ここでは、これまで手掛けた３５００以上の症例のうち、印象深いものをいくつかご紹介しましょう。
クリニックのホームページでも症例紹介をしていますが、写真はいずれも治療前と後のものとなります。10歳に満たない児童から80代に至るまで、性別を問わずに多くの方がインビザライン治療に取り組まれてきたことがわかると思います。＊治療費は治療当時のものです。また、紛失破損によるアライナー再生費用や、光加速装置などの補助装置も含めた金額です。

【抜歯をせずに治療を行った症例】

8歳女性の場合

●診断結果……叢生（歯並びにデコボコがある状態）、交叉咬合（噛み合わせが一部反対になっている状態）

●治療方針……1期治療（小児矯正）では、拡大床を用いて顎骨の成長誘導を行う。2期治療（成人矯正）では、インビザライン・システムで前歯部の遠心移動、I

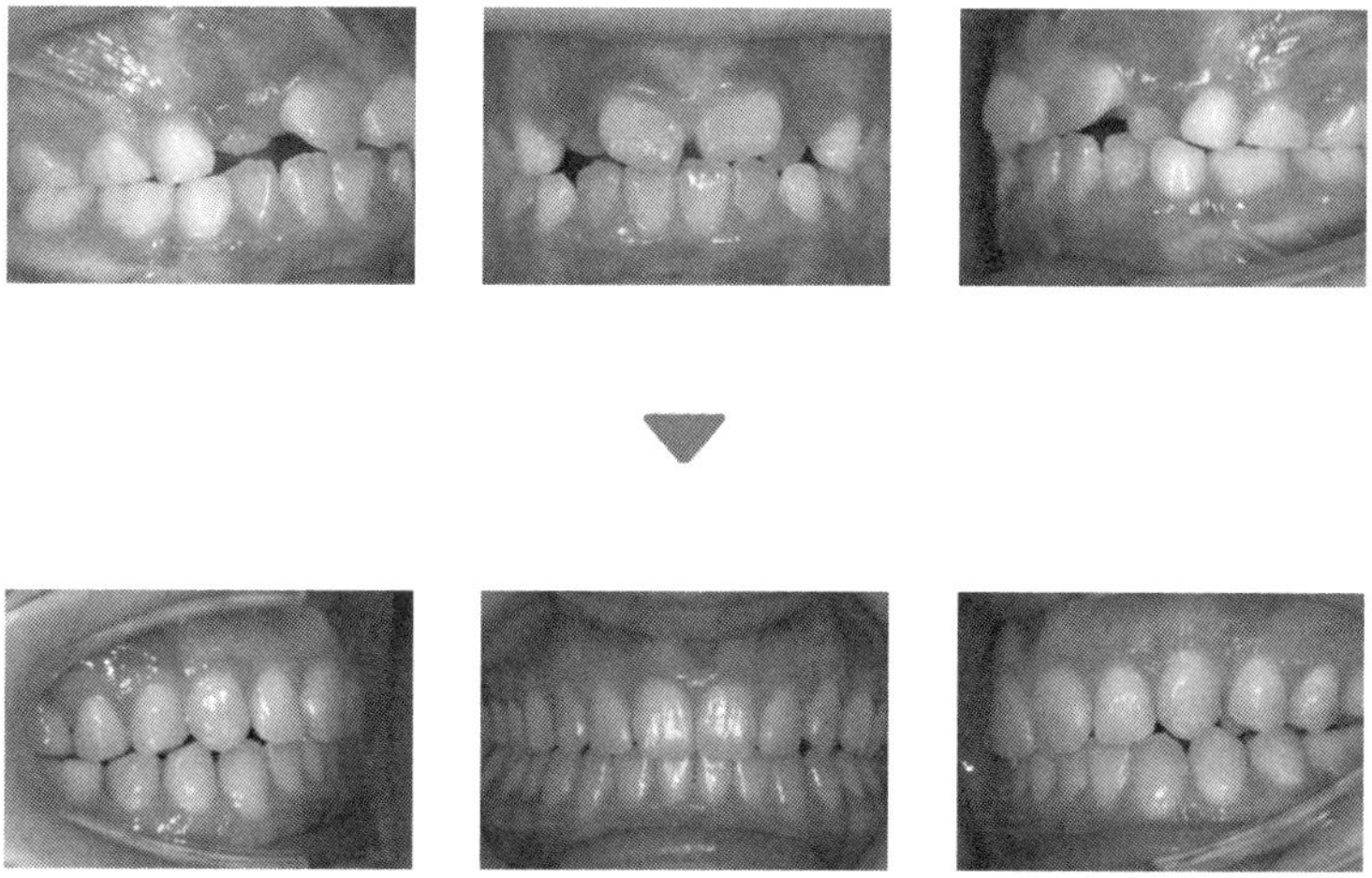

ＰＲ（歯と歯の間をわずかに削合してスペースを獲得する方法）を組み込んだ動的矯正治療を行い、理想的な噛み合わせを確立。その後に保定を行う。

●治療費……約30万円（1期治療）、約70万円（2期治療：診断、型取り、毎回のチェック料、保定装置を含む）

●治療期間……1年7ヶ月（1期治療）、3年5ヶ月（2期治療）

●想定リスク……1日20時間以上アライナーを装着できない場合、歯が動かない可能性がある。奥歯を動かしている間は噛み合わせが安定しない。

●神谷代表の所感……8歳くらいのお子さ

んの場合、親御さんが歯並びを心配して来院されることが多いのですが、この方はご本人が前歯の永久歯が生えてきてから「唇に歯が当たるのがイヤだ」と悩んでいました。親御さんは、まだ幼い娘さんの負担を考慮して、できれば抜歯をせずに歯並びが良くなる治療を希望して来院されました。2期治療でインビザライン・システムを使用する頃には10歳を過ぎて、1日20時間以上アライナーを装着する治療もきちんとこなすことができ、トータルで約5年の歳月をかけ、13歳になる頃には、歯並びがきれいに整いました。親子ともに満足されていた様子が印象深かった症例です。

17歳女性の場合

●診断結果……叢生（歯並びにデコボコがある状態）、交叉咬合（噛み合わせが一部反対になっている状態）

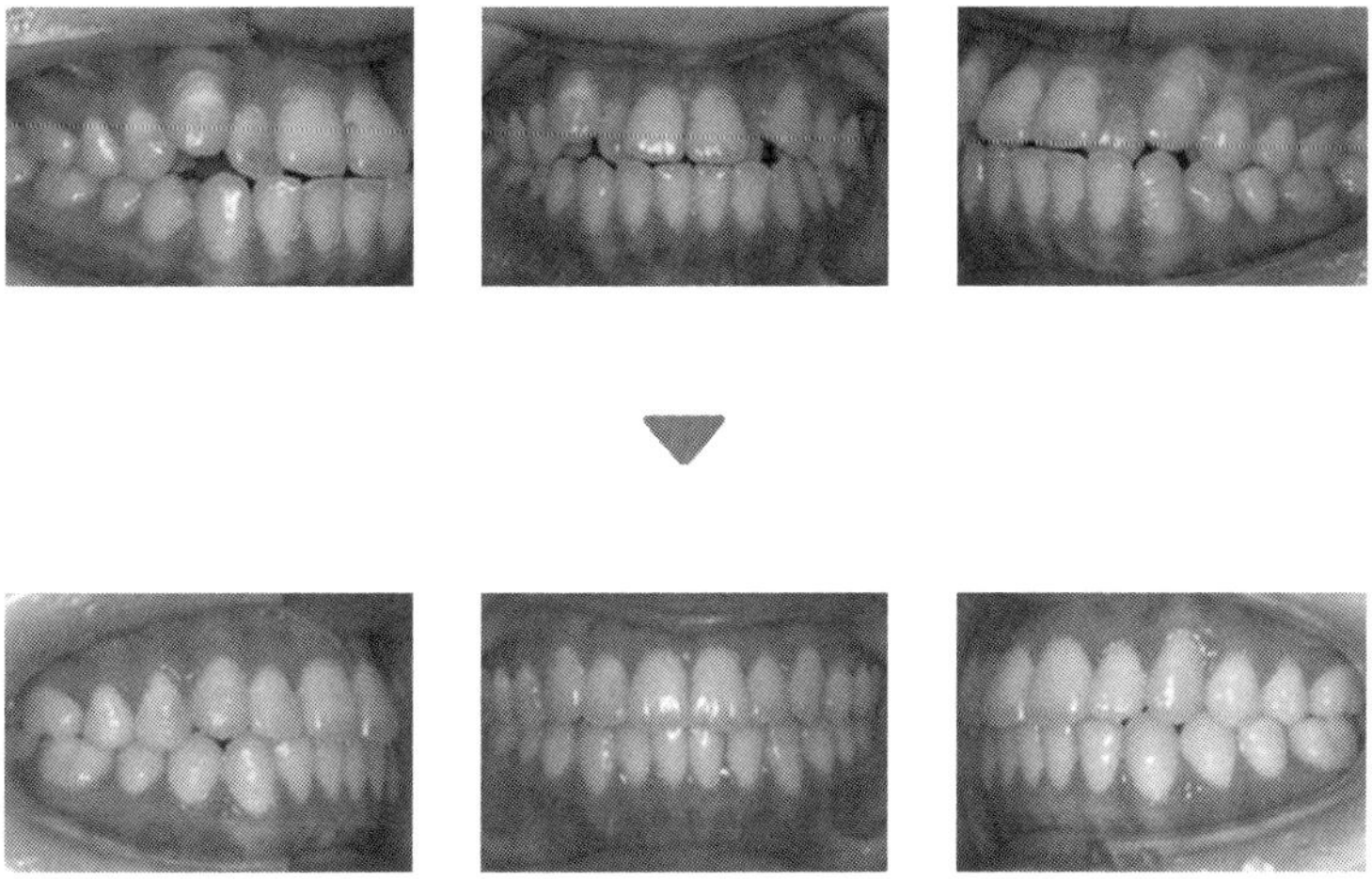

●治療方針……インビザライン・システムでIPR（歯と歯の間をわずかに削合してスペースを獲得する方法）を組み込んだ動的矯正治療を行い、理想的な嚙み合わせを確立。その後に保定を行う。

●治療費……86万4000円（診断、型取り、毎回のチェック料、保定装置を含む）

●治療期間……1年10ヶ月

●想定リスク……1日20時間以上アライナーを装着できない場合、歯が動かない可能性がある。奥歯を動かしている間は嚙み合わせが安定しない。

19歳女性の場合

●診断結果……叢生（歯並びにデコボコがある状態）、開咬（歯が噛み合っていない状態）、側方偏位（下顎が横にずれている）

●治療方針……インビザライン・システムで歯のがたつきを改善しながら、下顎を右側に動かして上下の噛み合わせを確立。歯を動かす動的治療を施した後、保定を行う。

●治療費……86万８９１０円（検査、診断、毎回のチェック料、保定装置を含む）

●治療期間……４年３ヶ月

●想定リスク……１日20時間以上アライナーを装着できない場合、歯が動かない可能性がある。上下の歯の中央のズレが大きいため、最終的に噛み合わせが一致しない可能性もある。

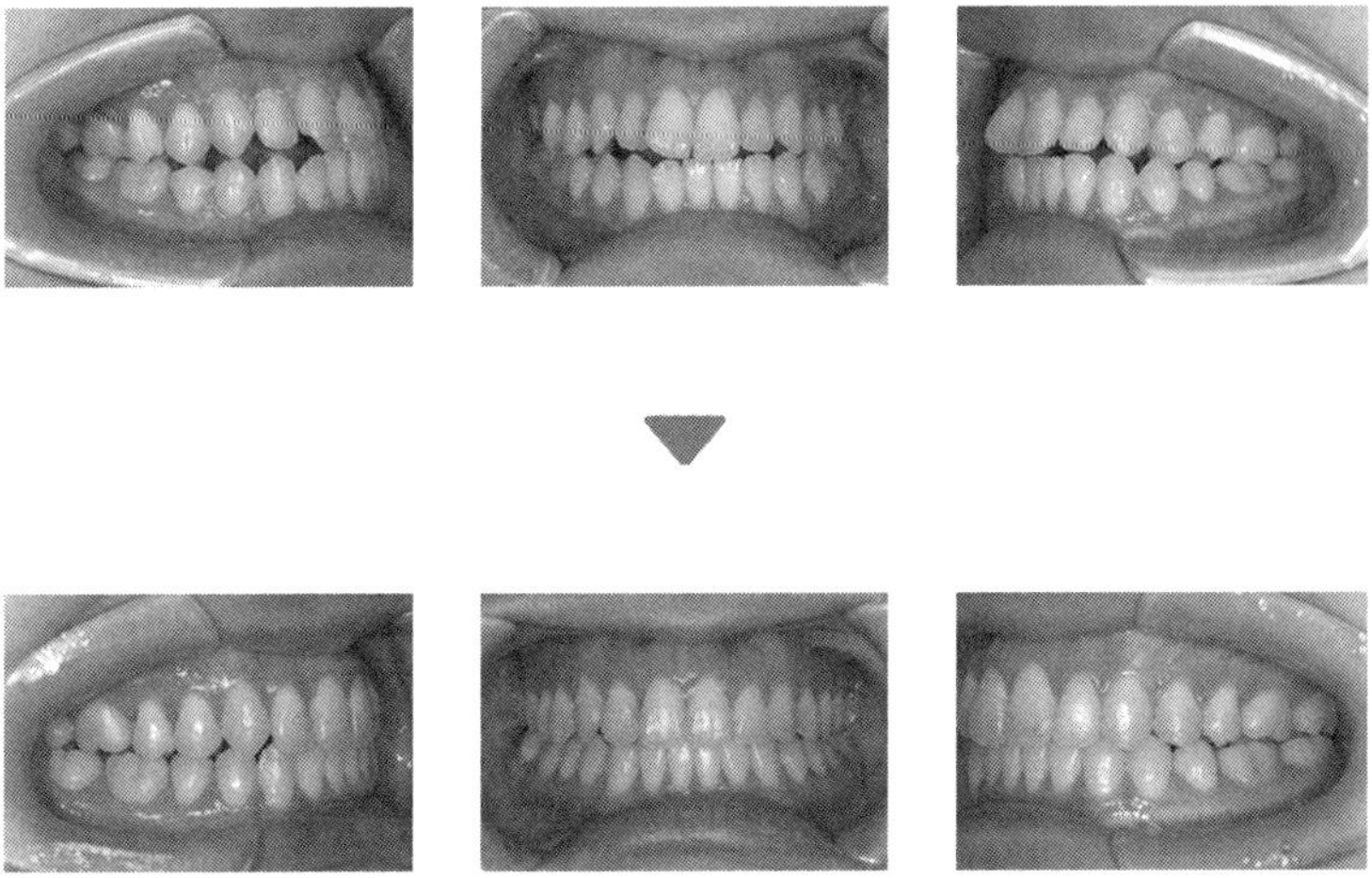

21歳女性の場合

●診断結果……下顎前突（受け口）

●治療方針……インビザライン・システムでＩＰＲ（歯と歯の間をわずかに削合してスペースを獲得する方法）、下の歯列の奥への移動、上の前歯の前方への移動を組み込んだ動的矯正治療を行い、下顎前突を改善。理想的な噛み合わせを確立した後、保定を行う。

●治療費……94万４８００円（診断、型取り、毎回のチェック料、保定装置を含む）

●治療期間……３年８ヶ月

●想定リスク……１日20時間以上アライナーを装着できない場合、歯が動かない可能性がある。

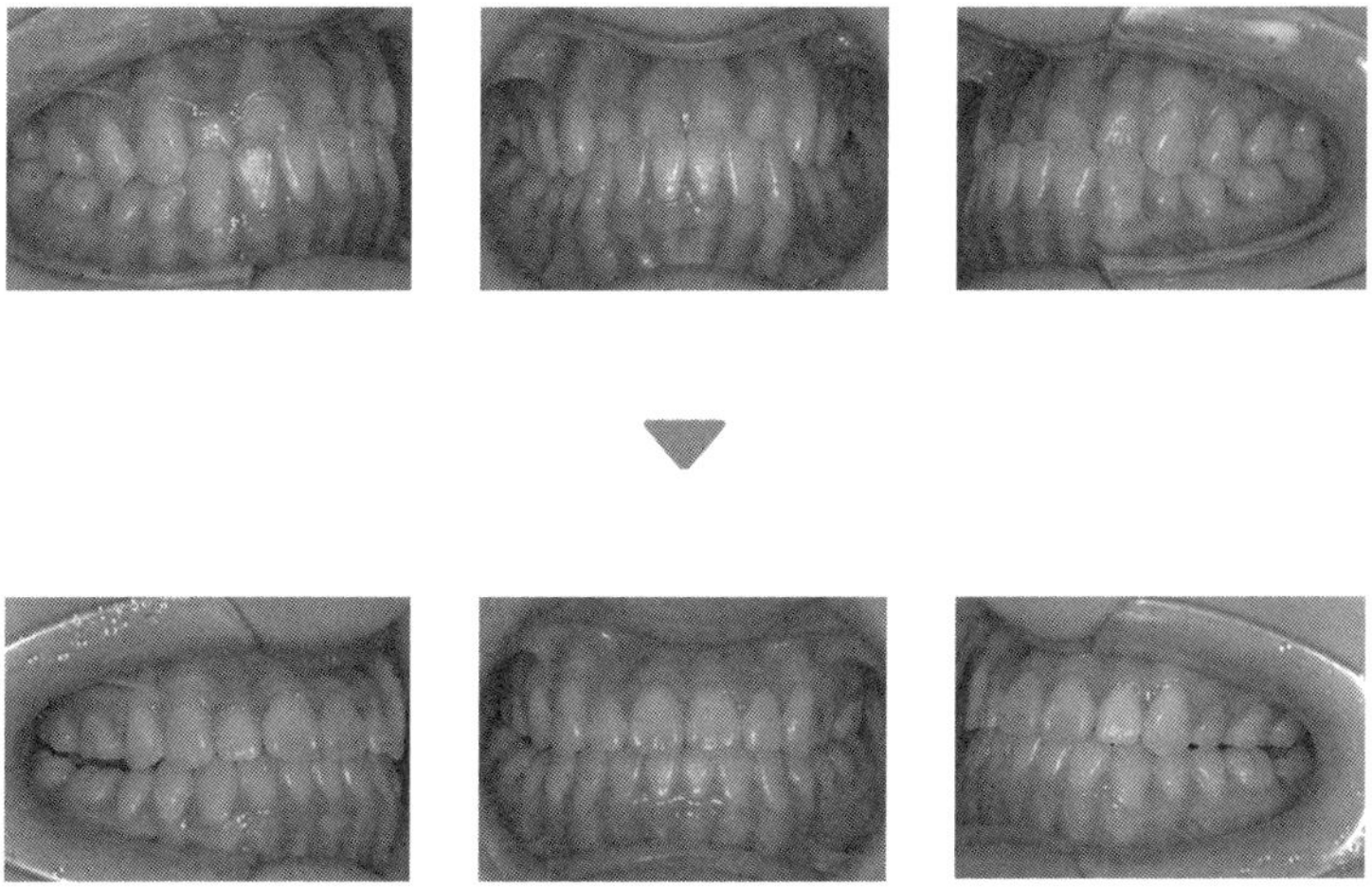

23歳女性の場合

●診断結果……叢生（歯並びにデコボコがある状態）、上顎前突（出っ歯）、過蓋咬合（噛み合わせが深い状態）

●治療方針……矯正用ゴムを併用したインビザライン治療を採用。上顎の大臼歯を口内の奥へ移動させる遠心移動と、ＩＰＲ（歯と歯の間をわずかに削合してスペースを獲得する方法）を組み込んだ動的矯正治療を行い、理想的な噛み合わせを確立。その後に保定を行う。

●治療費……86万４０００円（診断、型取り、毎回のチェック料、保定装置を含む）

●治療期間……１年７ヶ月

●想定リスク……１日20時間以上アライナーを装着できない場合、歯が動かない可能性がある。奥歯を動かしている間は噛み合わせが安定しない。

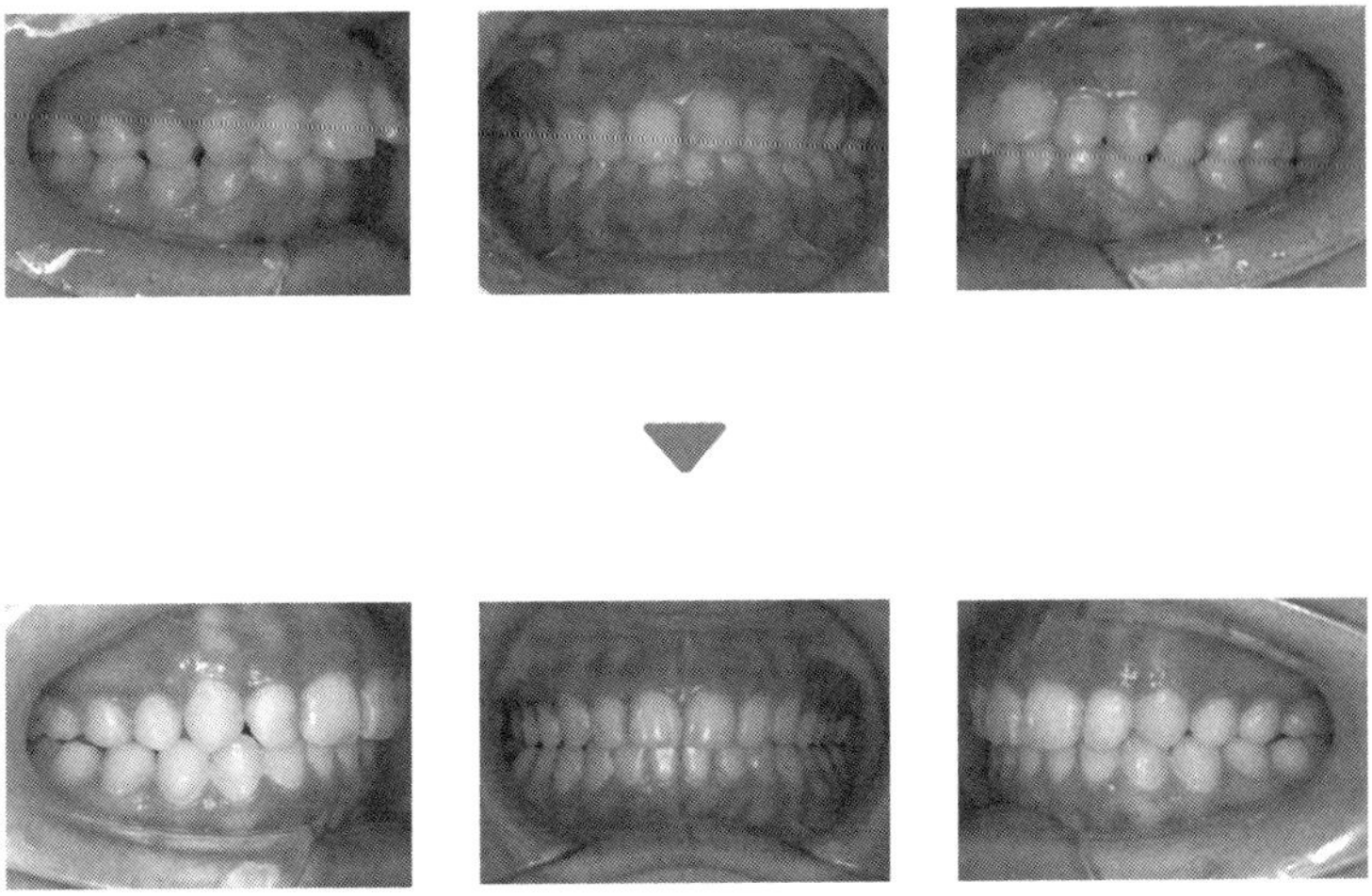

26歳女性の場合

●診断結果……叢生（歯並びにデコボコがある状態）、開咬（上下の歯が噛み合っていない状態）

●治療方針……インビザライン・システムで歯列の拡大とＩＰＲ（歯と歯の間をわずかに削合してスペースを獲得する方法）を組み込んだ動的矯正治療を行い、理想的な噛み合わせを確立。その後に保定を行う。

●治療費……88万７４００円（検査、診断、毎回のチェック料、保定装置を含む）

●治療期間……2年１ヶ月

●想定リスク……１日20時間以上アライナーを装着できない場合、歯が動かない可能性がある。動きが悪い場合は抜歯を治療計画に組み込む可能性がある。舌の癖をコントロールできない場合は後戻りが生じる可能性がある。

●神谷代表の所感……前歯が重なるなど非常に歯列がアンバランスだったため、歯列を整えるにはスペースが必要だとまず考えました。その場合、糸切歯の隣の

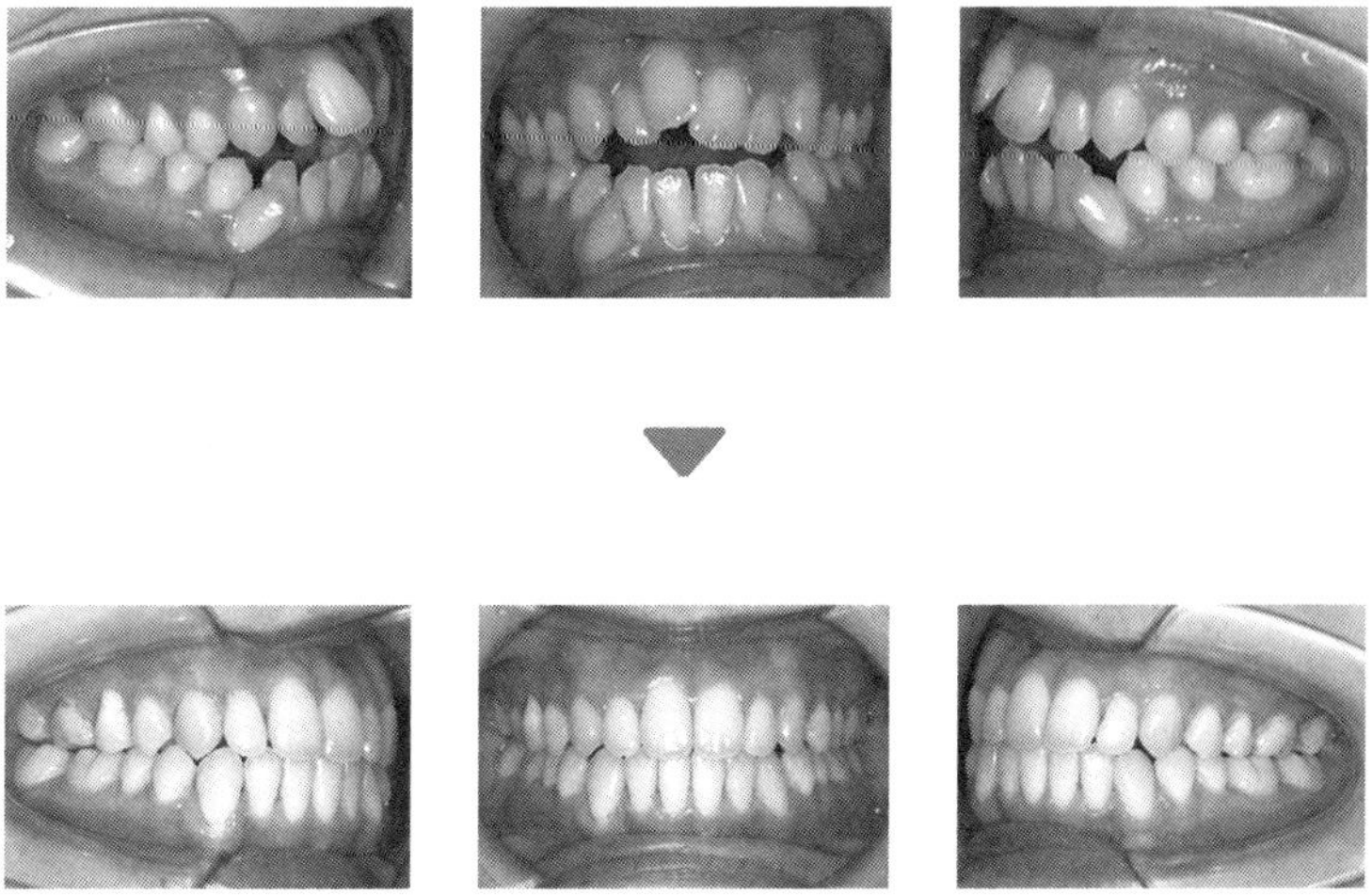

小さな奥歯を抜くケースが多いのですが、そのような説明をしたところ、患者さまは抜歯以外の手段を強くご希望されました。そこで抜歯をせず、28本のうち20本の歯の両端をわずかに削ることでスペースを確保。全体的に口内の奥へ動かすことで歯列を整えていきました。

30歳女性の場合

●診断結果……叢生（歯並びにデコボコがある状態）、空隙歯列（歯の間に隙間がある状態）

●治療方針……インビザライン・システムで前歯部を口内の奥へ移動させる遠心移動、ＩＰＲ（歯と歯の間をわずかに削合してスペースを獲得する方法）を組み込んだ動的矯正治療を行い、理想的な噛み合わせを確立。その後に保定を行う。

●治療費……75万円（診断、型取り、毎回のチェック料、保定装置を含む）

●治療期間……2年3ヶ月

●想定リスク……1日20時間以上アライナーを装着できない場合、歯が動かない可能性がある。

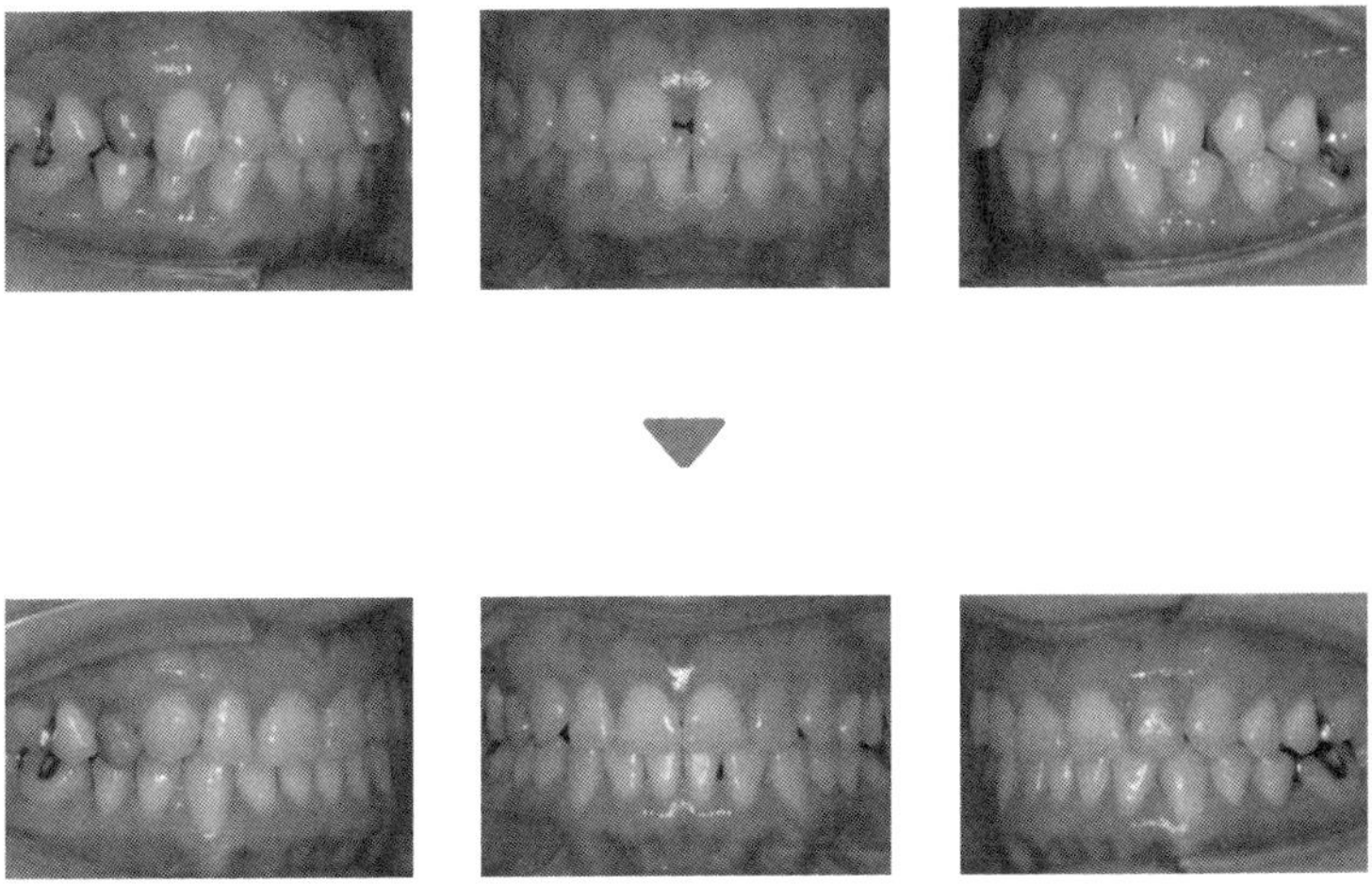

37歳男性の場合

●診断結果……空隙歯列（歯の間に隙間がある状態）、上顎前突（出っ歯の状態）、過蓋咬合（噛み合わせが深く、下の前歯があまり見えない状態）

●治療方針……インビザライン治療で上顎の前歯を奥の方へ移動させながら、歯と歯の隙間を閉鎖する。また、下の前歯を歯肉に沈める方向に動かし（圧下）、過蓋咬合を改善する動きを組み込んだ動的治療を行う。理想的な噛み合わせを確立した後、保定を行う。

●治療費……92万7550円（検査、診断、毎回のチェック料、保定装置を含む）

●治療期間……4年3ヶ月

●想定リスク……1日20時間以上アライナーを装着できない場合、歯が動かない可能性がある。上の前歯を大きく後ろに下げる力をかけると奥歯の噛み合わせが弱くなることがあるため、その点に注意しながら治療を行う。

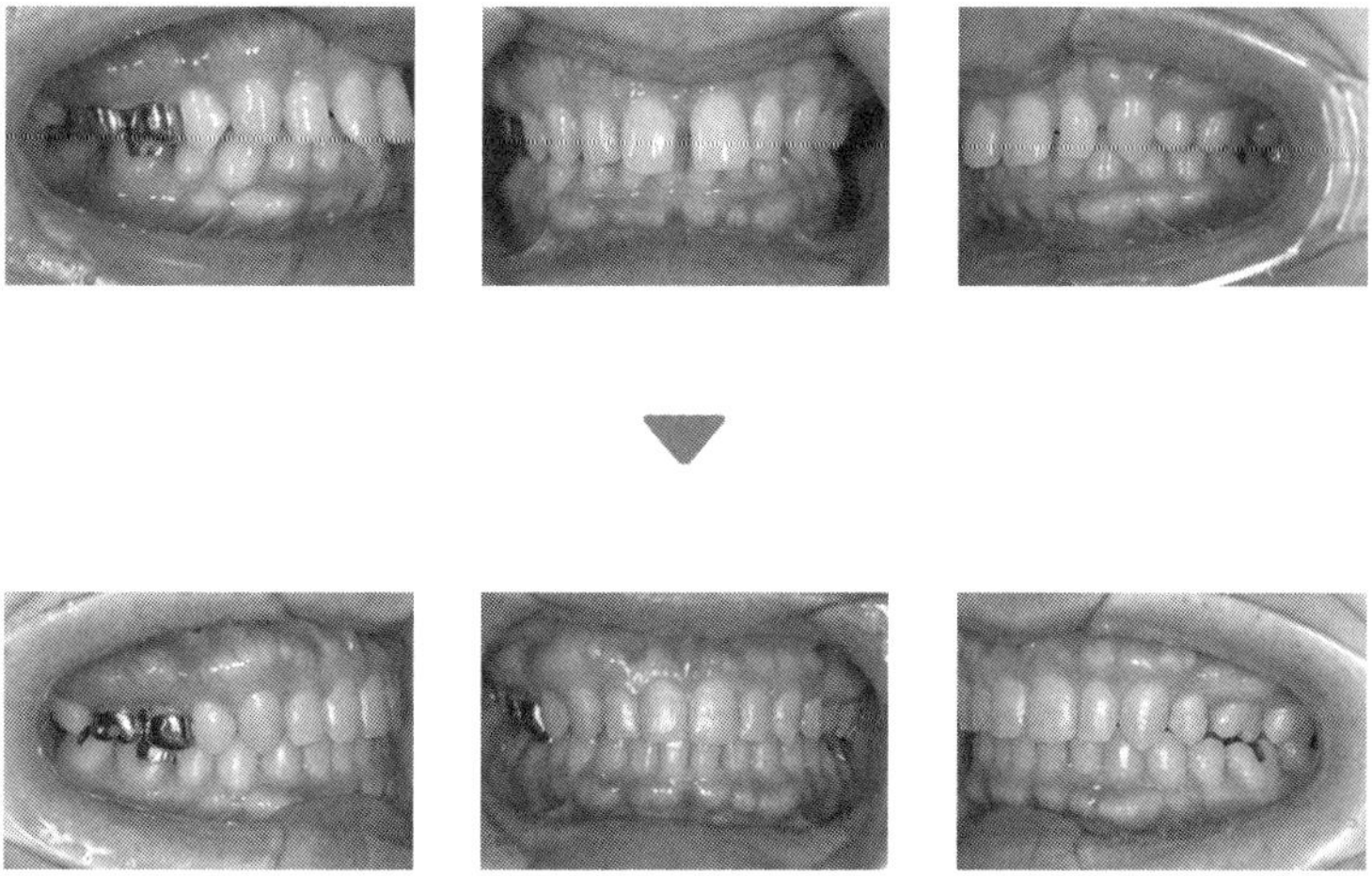

50歳女性の場合

●診断結果……叢生（歯並びにデコボコがある状態）、交叉咬合（噛み合わせが一部反対になっている状態）

●治療方針……インビザライン・システムでIPR（歯と歯の間をわずかに削合してスペースを獲得する方法）と、歯を奥に移動させる遠心移動を組み込んだ動的矯正治療を行い、理想的な噛み合わせを確立。その後に保定を行う。

●治療費……約86万円（診断、型取り、毎回のチェック料、保定装置を含む）

●治療期間……3年

●想定リスク……1日20時間以上アライナーを装着できない場合、歯が動かない可能性がある。奥歯を動かしている間は噛み合わせが安定しない。

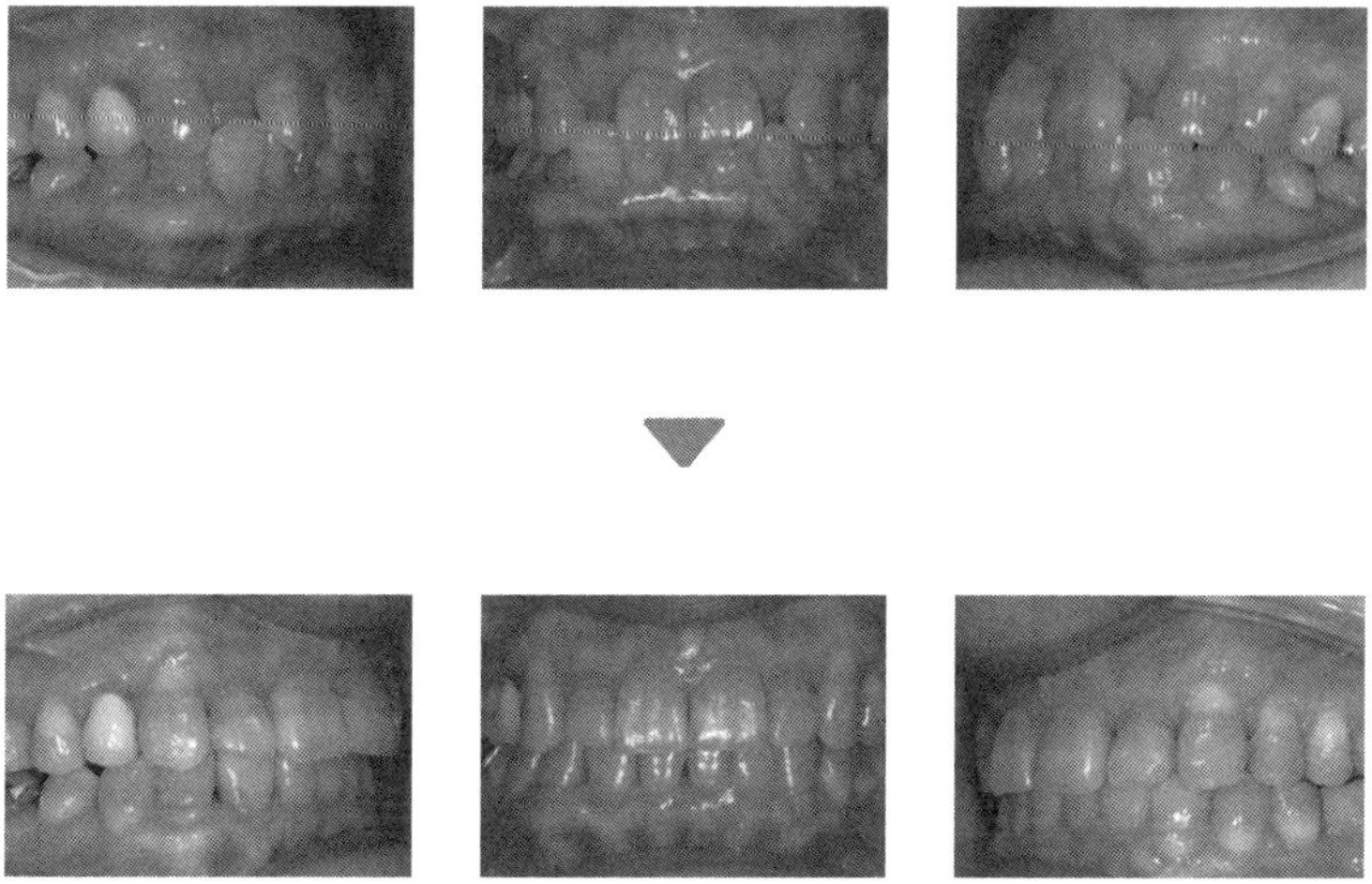

80歳女性の場合

●診断結果……上顎前突（出っ歯）、空隙歯列（歯の間に隙間がある状態）、過蓋咬合（噛み合わせが深い状態）

●治療方針……インビザライン・システムでＩＰＲ（歯と歯の間をわずかに削合してスペースを獲得する方法）を組み込んだ動的矯正治療を行い、理想的な噛み合わせを確立。その後に保定を行う。

●治療費……87万円（診断、型取り、毎回のチェック料、保定装置を含む）

●治療期間……1年2ヶ月

●想定リスク……1日20時間以上アライナーを装着できない場合、歯が動かない可能性がある。

●神谷代表の所感……講演など人前で話す機会が多い方で、あるときご自身が話している様子を動画で見た際に口元が気になり、まずはご相談目的で来院されました。若い頃から良い歯並びをしていたことが伺えましたが、加齢とともに歯茎が

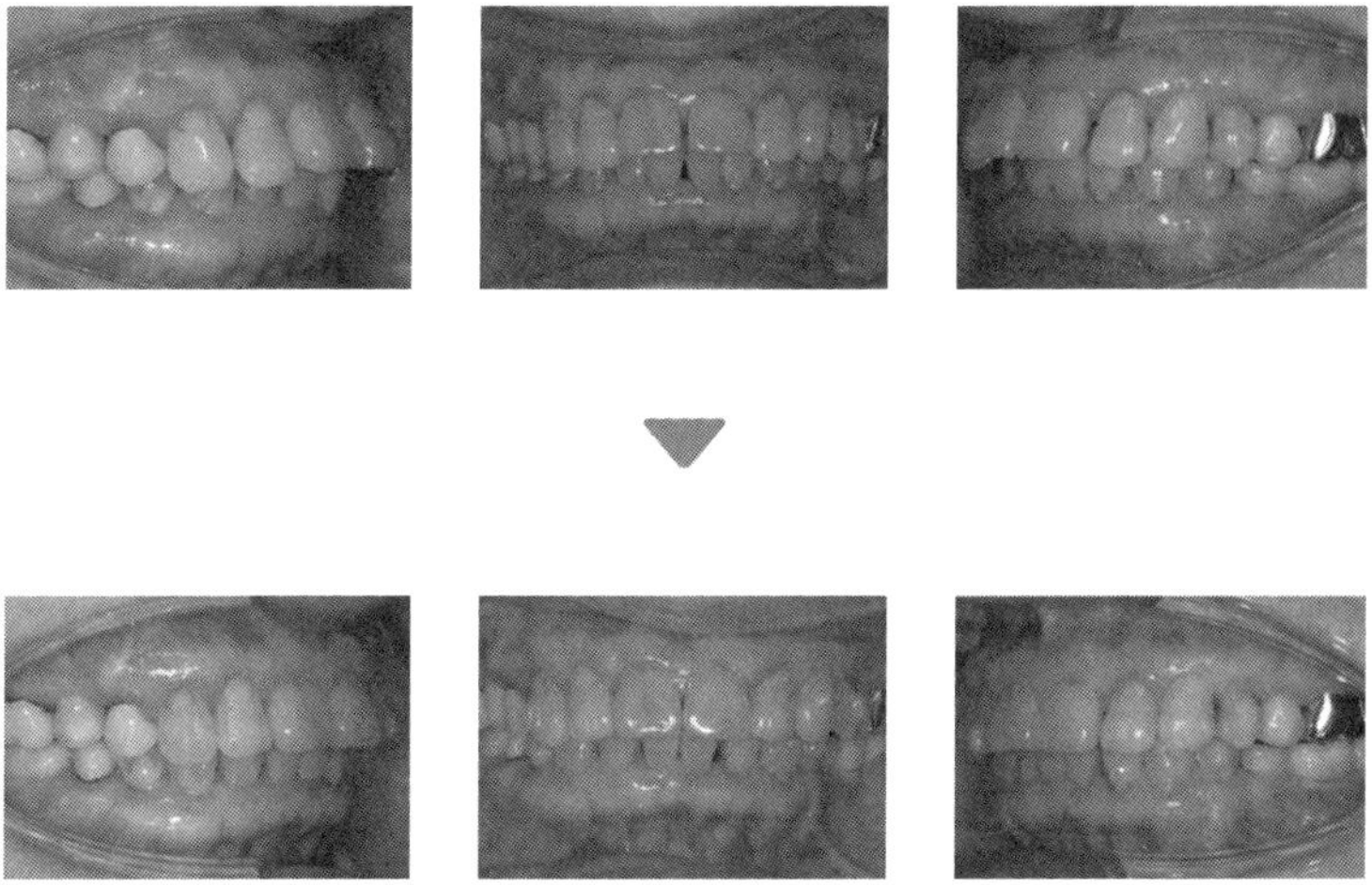

ゆるみ、歯並びが徐々に変形していったようでした。インビザライン・システムによる治療を通して、いくつになっても理想の歯並びを取り戻せることを証明してくださった症例だと思います。

【抜歯をして治療を行った症例】

14歳女性の場合

●診断結果……叢生（歯並びにデコボコがある状態）、下顎前突（受け口）

●治療方針……下顎前歯の抜歯、矯正用ゴムを併用した下顎大臼歯の遠心移動、IPR（歯と歯の間をわずかに削合してスペースを獲得する方法）を組み込んだインビザライン・システムによる動的矯正治療を行い、理想的な噛み合わせを確立。その後に保定を行う。

●治療費……102万8000円（診断、型取り、毎回のチェック料、保定装置を含む）

●治療期間……5年

●想定リスク……1日20時間以上アライナーを装着できない場合、歯が動かない可能性がある。奥歯を動かしている間は噛み合わせが安定しない。

●神谷代表の所感……下の歯が本来の本数よりも1本多くあり、通常なら骨を切る

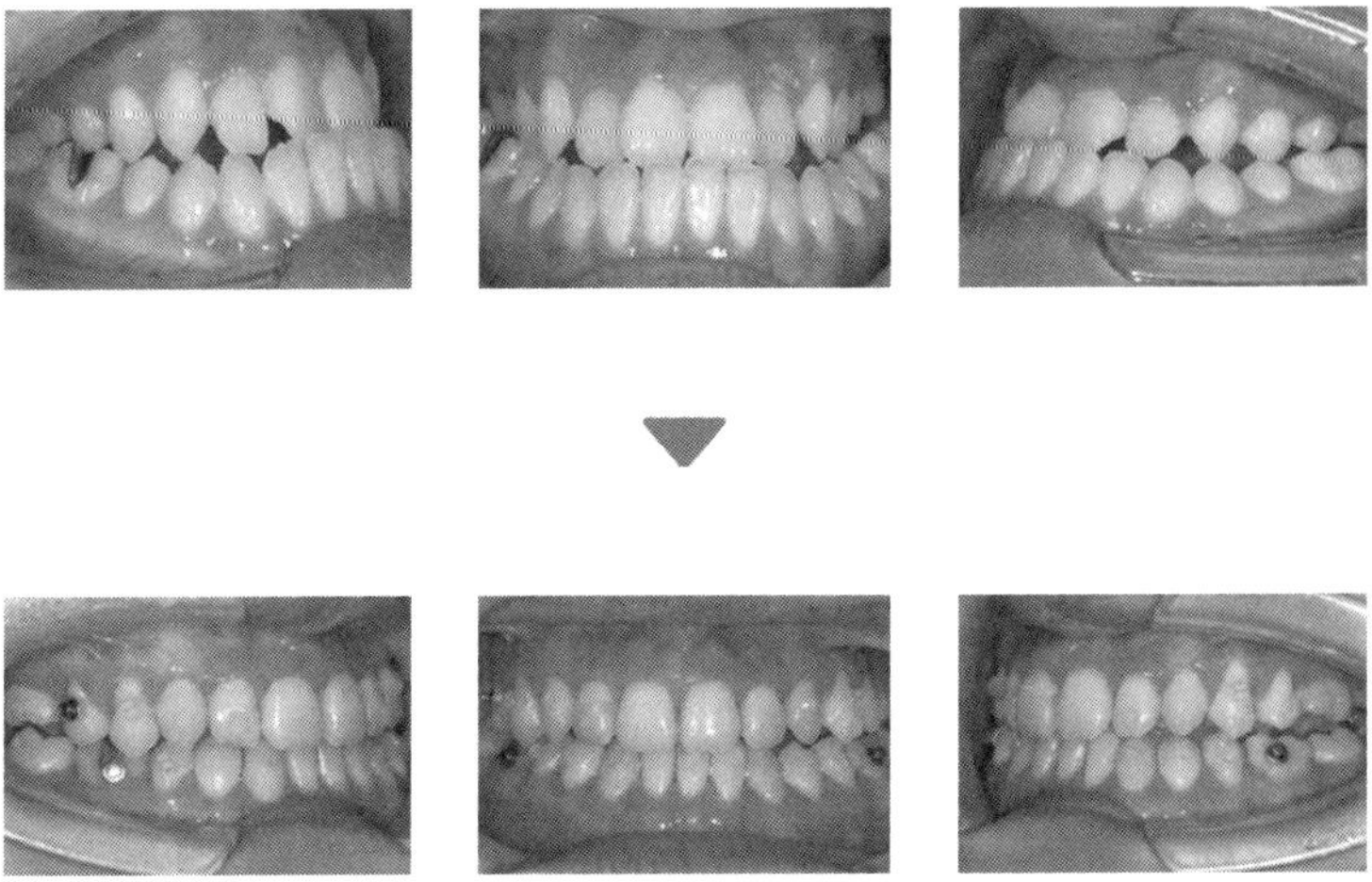

外科手術が必要な症例でした。外科手術には全身麻酔が必要となるのですが、当院では18歳未満の全身麻酔使用はしないことにしています。しかしそれでは治療開始が数年先になってしまう。そう悩まれていた患者さまには、歌劇団で活躍したいという大きな夢があり、発声や滑舌に影響を及ぼし、見た目の悪さも気になる歯列の改善治療をなるべく早く始めたい意向を持っていたのです。そこで外科手術以外の治療法を念頭に置きつつ、詳細な検査へ。結果を踏まえて、下の歯を2本抜歯したのちにインビザライン・システムによる歯科矯正を行う提案をし、

14歳から治療を始めました。途中で治療に専念できない時期があったことから、最終的には5年を要して歯列を美しく整えることができました。ご本人にもご両親にも非常に喜ばれ、そのときの記憶が今も鮮明に残っている症例です。

24歳女性の場合

●診断結果……叢生（歯並びにデコボコがある状態）、上顎前突（上顎が前に出ている状態）
●治療方針……第一小臼歯を4本抜歯し、インビザライン・システムで前歯部の遠心移動とIPR（歯と歯の間をわずかに削合してスペースを獲得する方法）を組み込んだ動的矯正治療を行い、理想的な噛み合わせを確立。その後に保定を行う。
●治療費……86万4000円（診断、型取り、毎回のチェック料、保定装置を含む）
●治療期間……2年3ヶ月

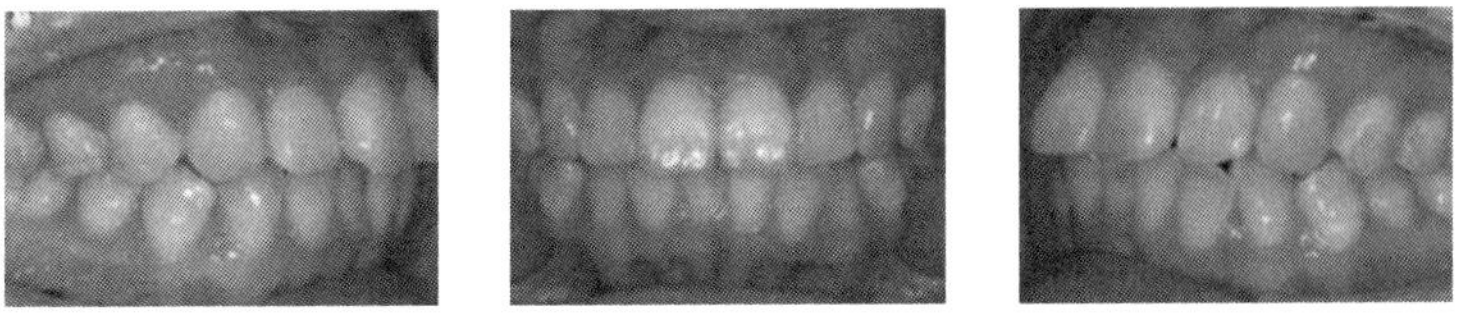

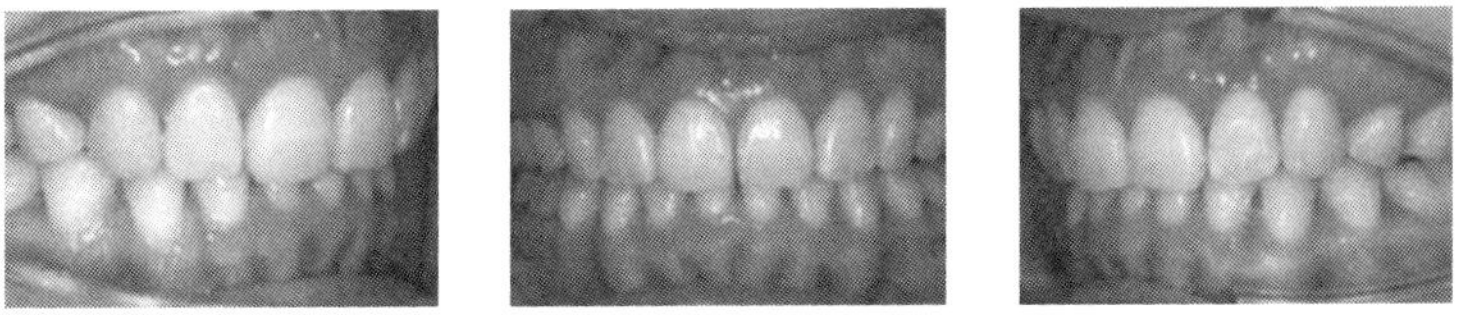

●想定リスク……1日20時間以上アライナーを装着できない場合、歯が動かない可能性がある。奥歯を動かしている間は噛み合わせが安定しない。

おわりに

現在までのところ、日本での歯科矯正は保険診療ではなく自由診療となり、実費での治療となります。

費用は100万円前後と決して安くはありません。マウスピースの枚数を制限することで安価に提供しているマウスピース矯正もありますが、治りきらずに当グループのデンタルクリニックを受診し、再治療となった結果、総額の費用が割高となったケースもあります。

お口の健康は一生の財産となり、歯科矯正は予防歯科の最善手です。歯列を整えることで、自身のブラッシングだけでは磨けない箇所が生まれてしまう歯磨きを改善し、虫歯と歯周病を防ぎ、噛み合わせを良くすることで歯が欠損する可能性を低めます。

こうした口内環境をクリーンに保つ手段となり、さらに審美性を向上し自己への自信まで高め、肩こりや頭痛、腰痛といった身体全体の不調の改善にもつながり得るのが歯科矯正なのです。

「虫歯や歯周病になったから歯医者へ行く」という長く社会に浸透していた考え方から、歯に対しても定期的に検診をして病にかかるのを防ぐ「予防歯科」の考え方が主流となってきた現代。歯科矯正はその思考に沿うものであり、だからこそ「国民皆保険」「国民皆歯科健診」のように「国民皆歯科矯正」となって、今以上に気軽に矯正歯科治療を行える社会になってほしいというのが私の本心です。

費用面においても、虫歯治療を繰り返した末に抜歯をせざるを得なくなったり、1本約30～80万円のインプラント治療を行うことで積み重なっていく治療費の総額を思えば、病にかかる前に行う矯正治療の費用総額は安いと考えるのが実情でしょう。

多くのメリットをもたらしてくれる歯科矯正の中でも、私が専門にしているのが本書で紹介してきたインビザライン・システムによる治療です。1997年にアメリカで誕生し、2002年に日本法人のインビザライン・ジャパン社が誕生した同システムは、２０２３年3月現在、世界中で１４５０万人以上の人が治療を行ってきたスタンダードな歯科矯正法となりました。

国内の症例数も年を追うごとに増えていき、またテクノロジーの進化から治療法そのものが進化し続けています。１４５０万人もの治療データの解析、ＡＩによる分析が着々と進み、今なお日進月歩の世界にあって、私たち矯正歯科治療にあたる従事者も自己研鑽をする日々を求められています。今後も治療の効率化やアライナー装着時の快適感向上など、改善の余地があると私は考えています。


言うまでもなく自己研鑽に邁進するのは、従来に比べて強いる負担が少なくなった歯科矯正法であり、患者さまの人生を大きく変えるインビザライン・システムに魅力を感じているからです。

このように予防歯科としてのメリットも多く含む歯科矯正のススメを説いていると、「虫歯などの治療数が減り経営が苦しくなるのでは？」という声を耳にしますが、私はそのような心配はしていません。

確かに、日本社会においてデンタルクリニックの数はコンビニエンスストアやラーメン店よりも多いと言われています。競争は激しく厳しい。それでも、そのような状況において道を拓く術は、口元に悩みを持つ患者さまに真摯に寄り添い、最善の治療でその悩みを取り除き、未来を明るいものへ変えていくことなのだと思うのです。

歯科矯正の体験者である私自身がそうであるように、矯正治療によって口元の悩みは払拭されます。笑顔溢れる人生に変わります。

私たちはこれからも、患者さまが充実した人生を送るサポート役として、日々の業務に向き合っていきたいと思います。

そして患者さまにとっては、人生が変わるターニングポイントになり得る歯科矯正の力を信じる者として、またその責任を担う者として、本書をきっかけにインビザライン・システムと出会い、矯正歯科治療によって心も身体もより一層健康的な日常を送れる方が一人でも増えたなら、これ以上の喜びはありません。

神谷規明

K.D.C. グループの代表。

歯学生時代に出会った「お口は 命の入り口 心の出口」という言葉に感銘を受け、歯科医師としての哲学とする。その哲学と歯科医師としての経験から、歯を守り、お口の健康を守ることで、身体と心の健康を守る「歯守矯正」を提唱するに至る。インビザライン・ジャパン社公認ブラックダイヤモンド・プロバイダーであり、同社公認「クリンチェッククオリティ向上委員会」委員長を兼務。

1981 年、東京都出身。2008 年、九州歯科大学歯学部卒業。都内での研修期間中にインビザライン矯正治療に出会う。2012 年、「まつおか矯正歯科神谷医院（埼玉県所沢市）」の理事長・院長就任。2015 年に開院した「神谷デンタルクリニック池袋医院」と 2020 年に合併し、「池袋はならび矯正歯科・神谷」と改称、現在の場所へ移転。 2014 年、ニューヨーク大学卒業。矯正コース履修。2022 年、「おきなわ矯正歯科」開院。

K.D.C. グループ

2023 年現在、下記の１つの会社と２つの歯科医院から成り立つグループ。

・株式会社 K CONNECT（クリンチェック作成代行など、インビザライン導入サポート会社）

・医療法人社団優惠会 池袋はならび矯正歯科・神谷

・医療法人社団優惠会 おきなわ矯正歯科

インビザライン矯正治療システム（マウスピース型矯正治療法・薬機法外）を 2006 年に日本で初めて導入した「まつおか矯正歯科クリニック（埼玉県所沢市）」に勤務し、2012 年に継承、「まつおか矯正歯科神谷医院」と改称。 後に、2015 年に池袋にて、見えない矯正歯科として開院した「神谷デンタルクリニック池袋医院」と合併し、2020 年に「池袋はならび矯正歯科・神谷」と改称。 2012 年から矯正治療を担当している「あだん歯科クリニック（沖縄県宮古島市）」での矯正治療患者さまの増加に伴い、2022 年、那覇空港近くの沖縄県豊見城市にて「おきなわ矯正歯科」開院。

【ホームページの QR コード】

池袋はならび矯正歯科・神谷

おきなわ矯正歯科

株式会社 K CONNECT
（インビザライン導入サポート会社）

プロデュース　水野俊哉
装丁・本文デザイン　鈴木大輔・仲條世菜（ソウルデザイン）
DTP 制作　山部玲美
執筆協力　田中理恵

本書をお読みいただいたあなたへ

素敵な無料プレゼントのお知らせ

本書の内容の解説動画
著書の神谷規明が動画で解説します!

「本書の内容をもっと理解してほしい!」

本書の内容をより深く知ることができ、
日頃から実践していただくために丁寧に解説します!

ダウンロード用のQRコードはこちら

https://asp.jcity.co.jp/FORM/?userid=sunriset&formid=205

QRコードが反応しない場合は、上記に直接アクセスをお願いします。

人生の9割は
歯並びで決まる

2023年5月25日〔初版第1刷発行〕

著者　神谷規明
発行元　サンライズパブリッシング株式会社
〒150-0043
東京都渋谷区道玄坂1-12-1
渋谷マークシティW　22階

発売元　株式会社飯塚書店
〒112-0002
東京都文京区小石川5-16-4

印刷所　中央精版印刷株式会社

ISBN　978-4-7522-9006-3　C0077

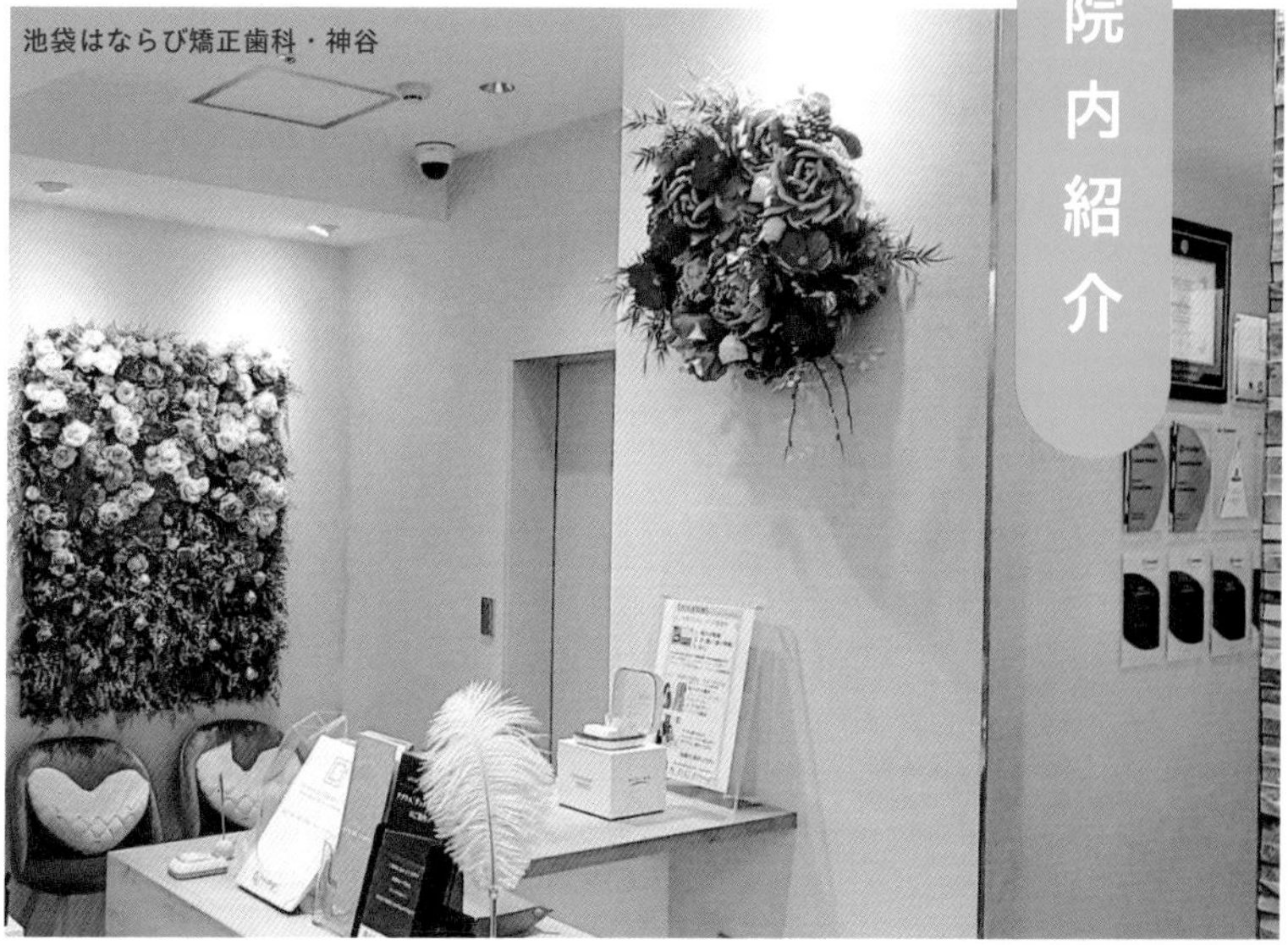

「池袋はならび矯正歯科・神谷」の受付。笑顔のスタッフが迎えてくれる

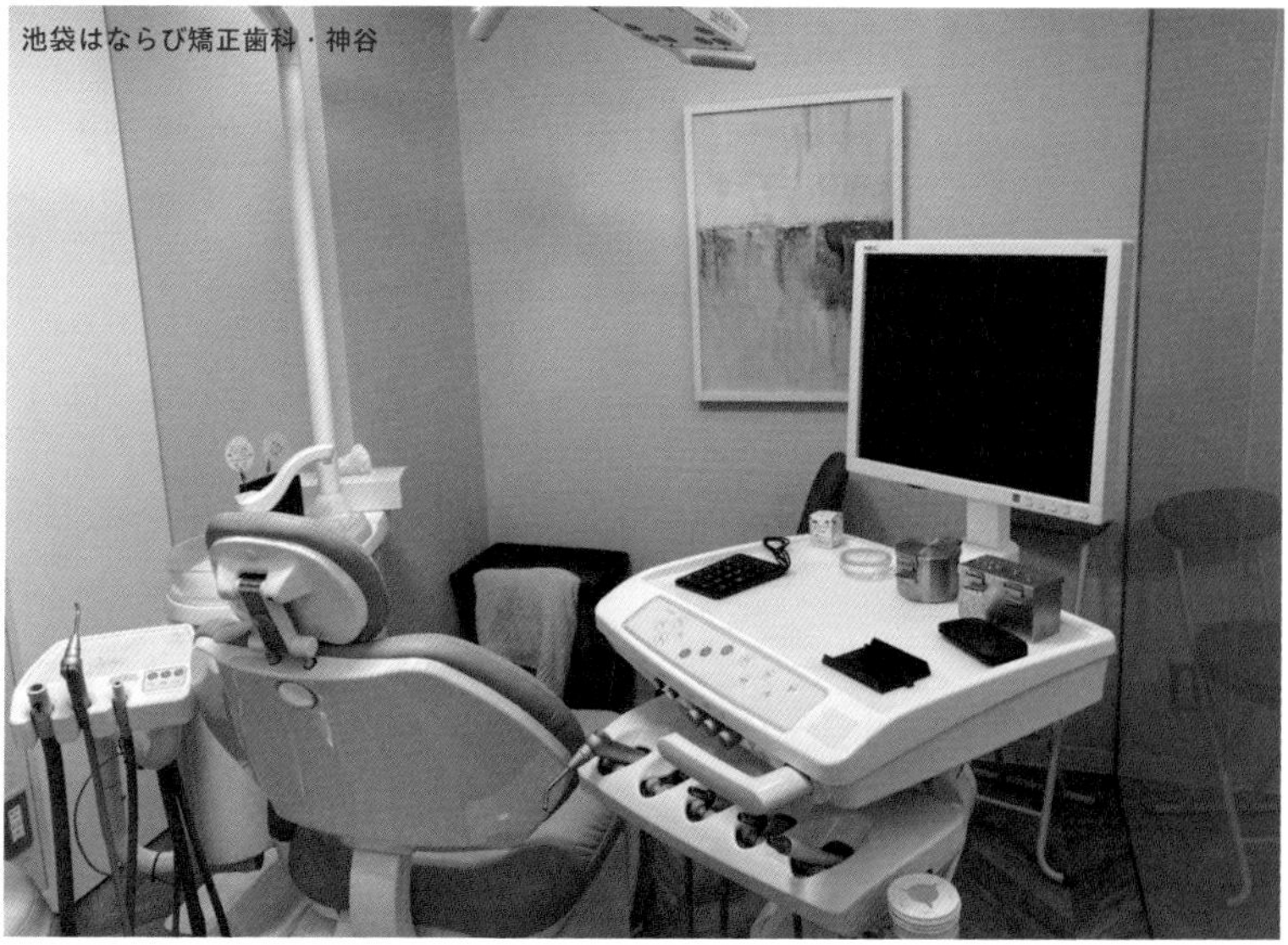

明るく清潔感にあふれる診療スペース

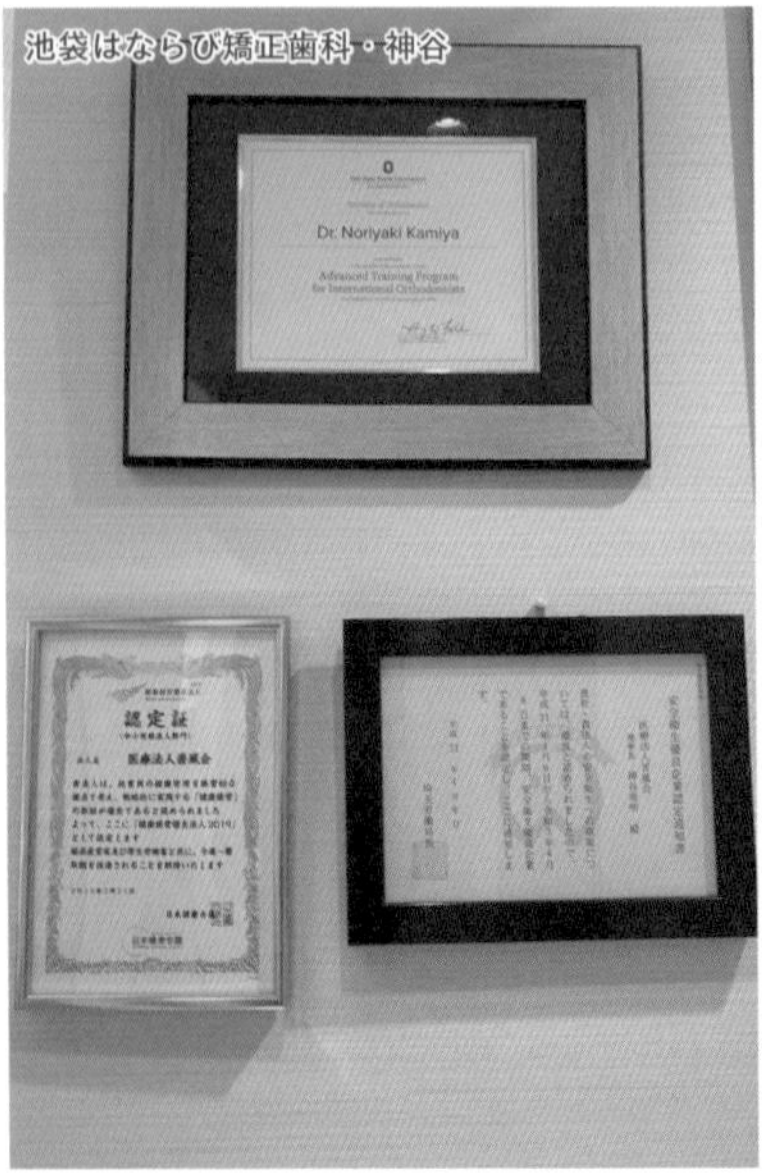

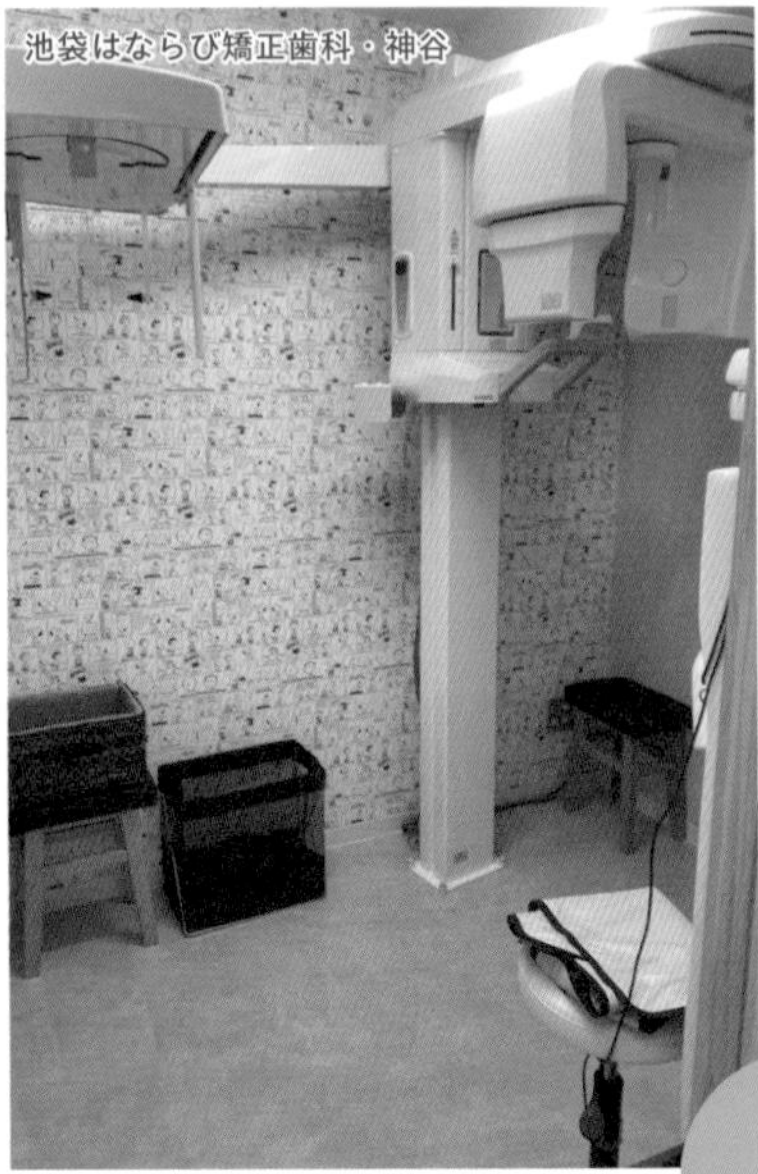

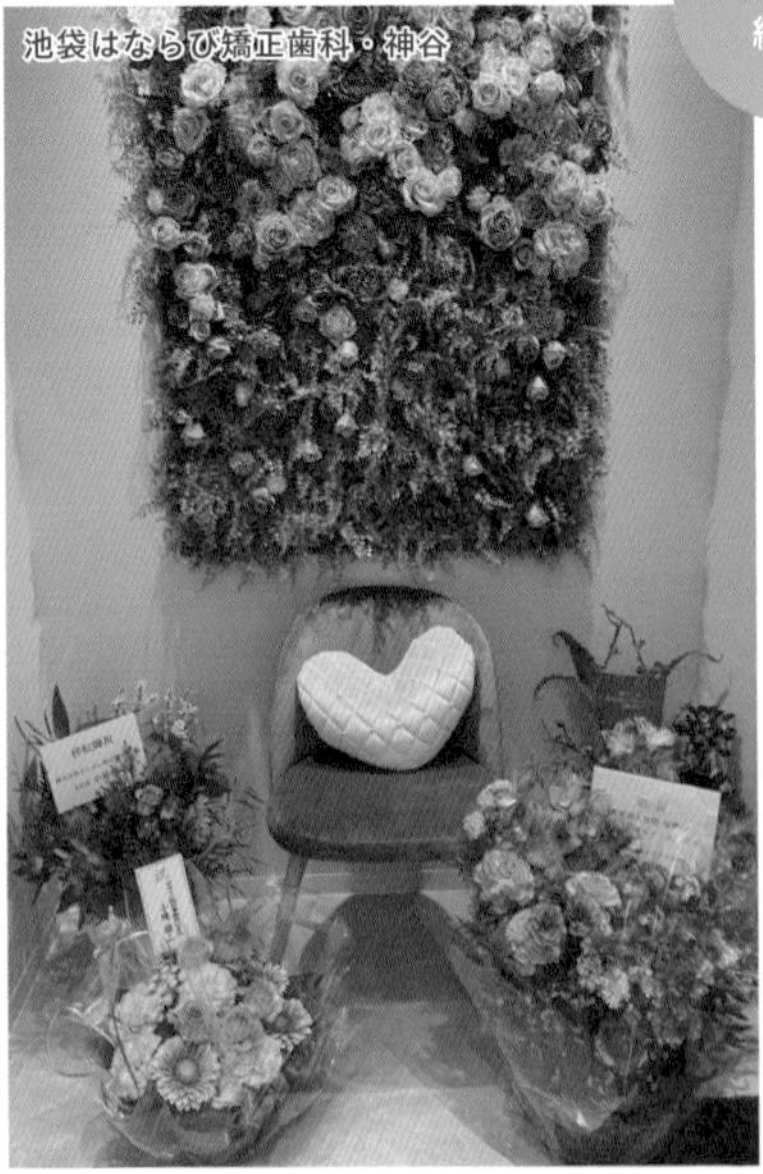

右上／歯科用 CT を備えるレントゲン室
右下／フラワーウォールのある待ち合いスペースはインスタ撮影スポットとして人気
左上／オハイオ州立大学矯正コースの認定証（上）、健康経営優良法人認定の認定証（左下）、ホワイトマークの認定証（右下）など、院内の壁を飾る賞状の数々

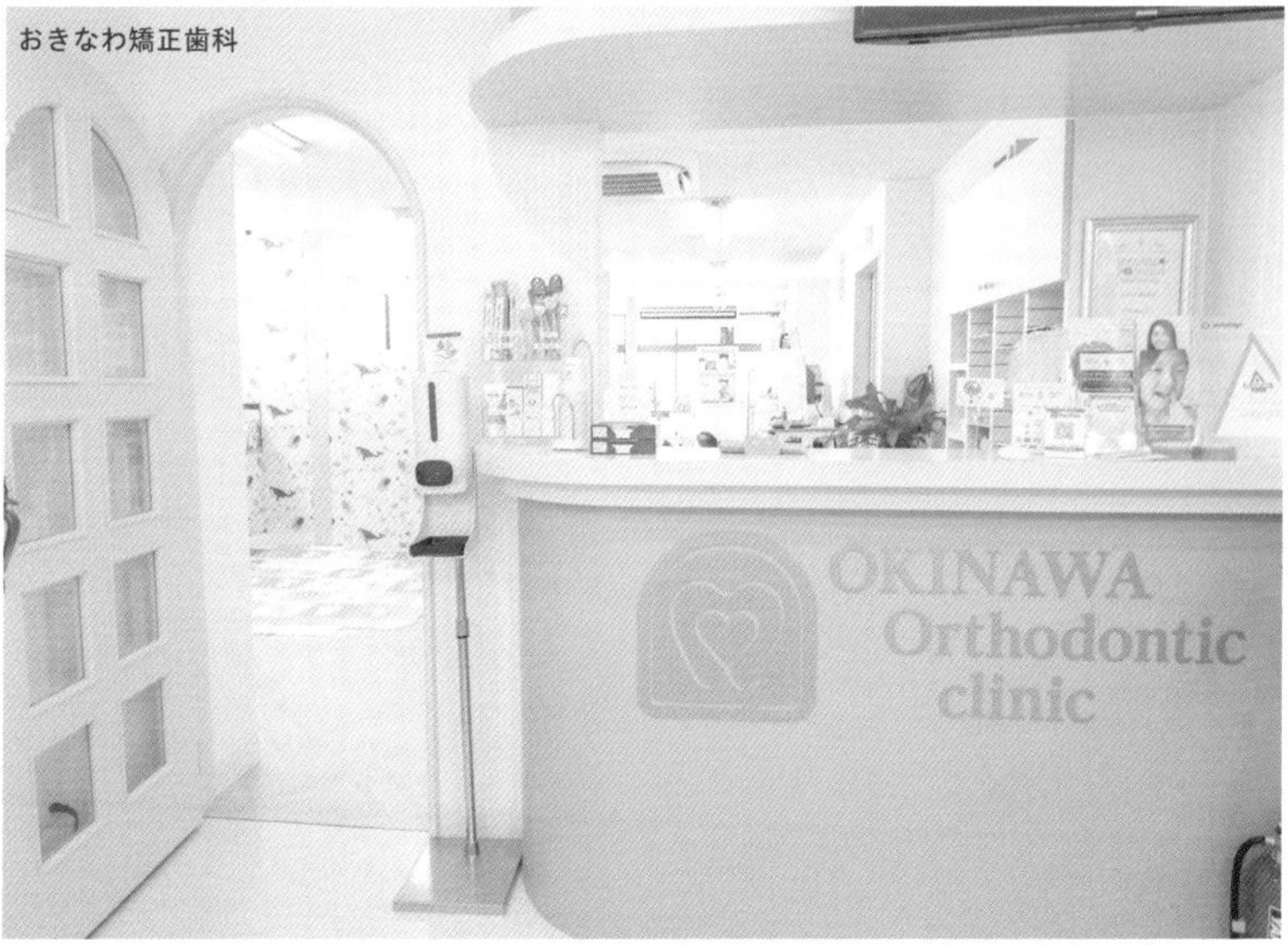

クリーンな雰囲気が心地良い「おきなわ矯正歯科」の受付

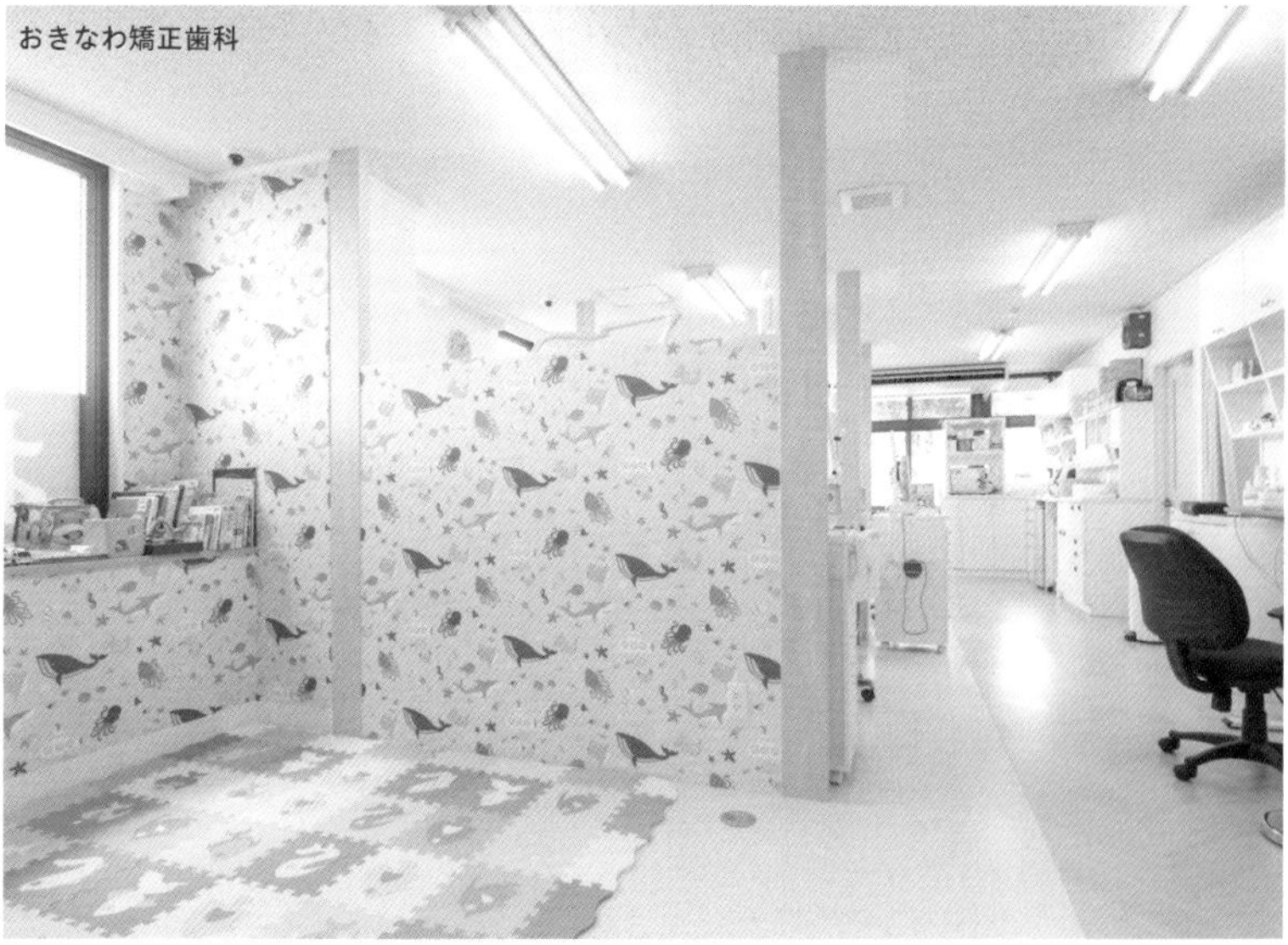

幼いお子さん連れでも通院しやすいキッズスペース

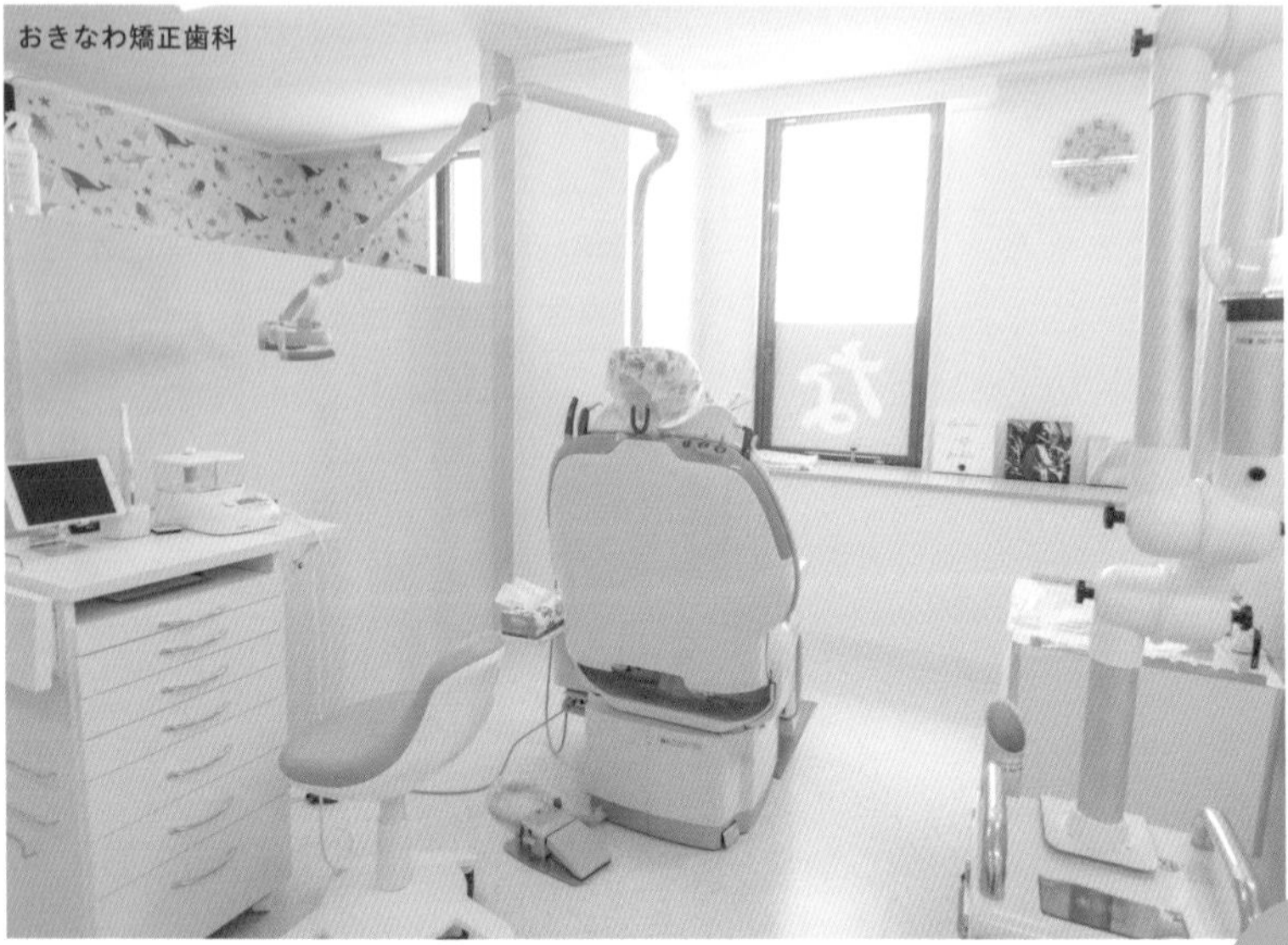

自然光もたっぷりでリラックスできる治療スペース

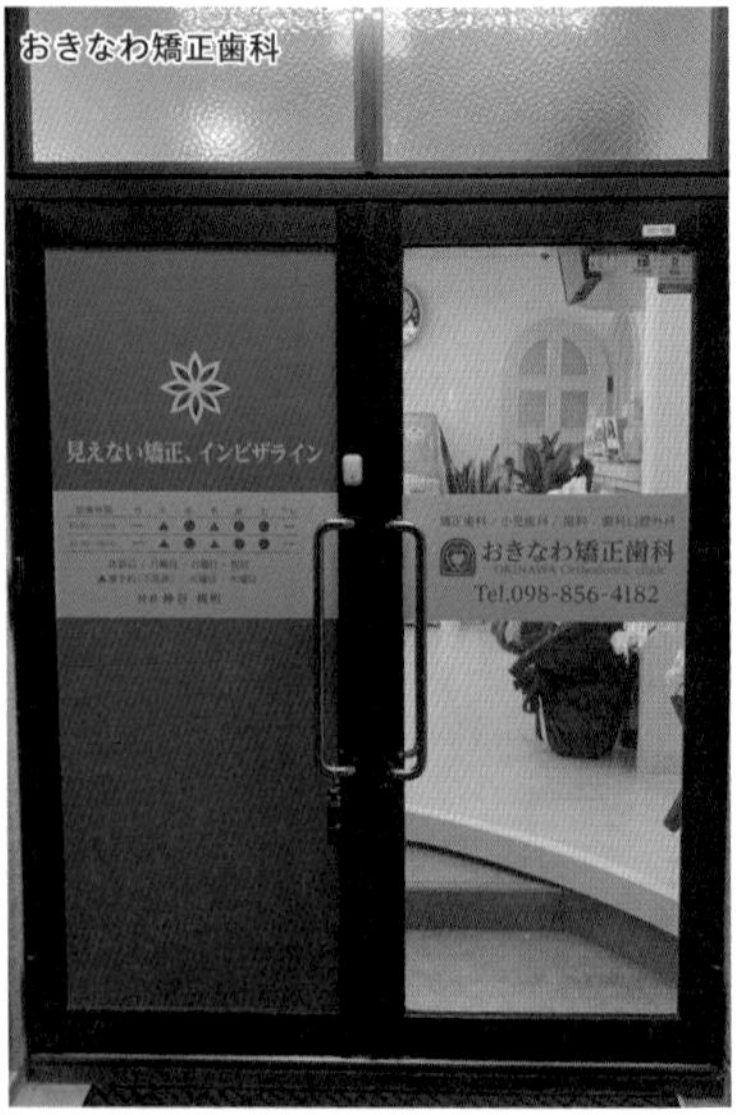

イオン豊見城より車で４分の「おきなわ矯正歯科」。駐車場も完備

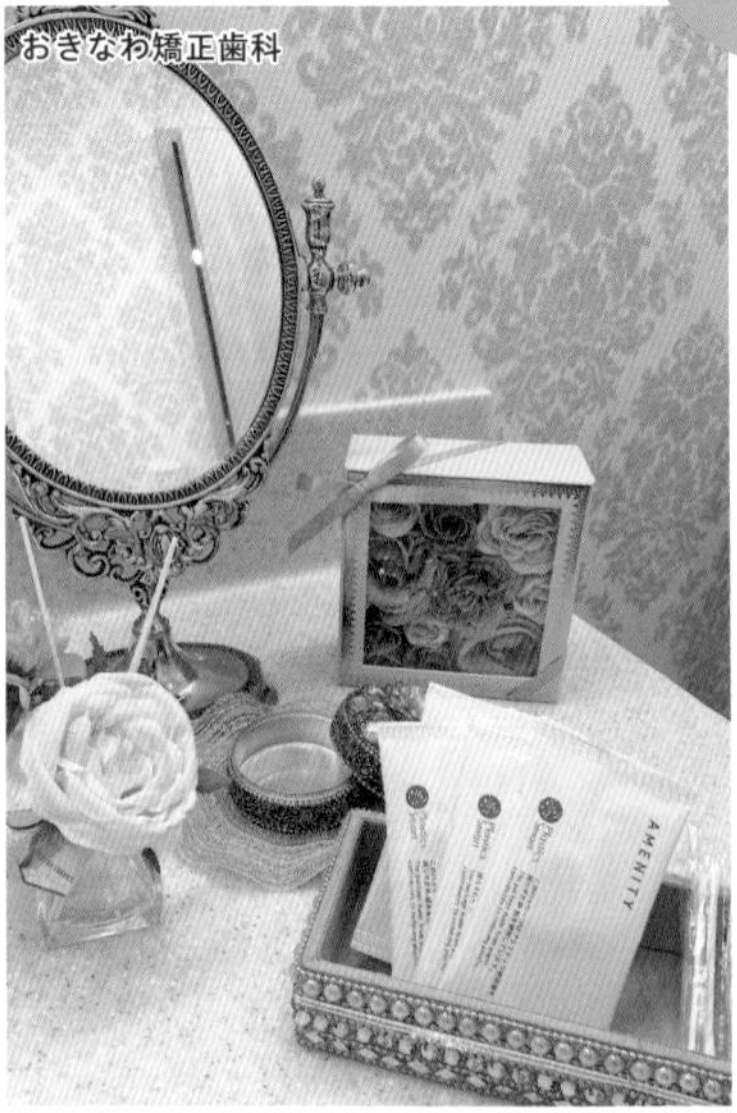

常に手が行き届き清潔な環境が保たれているパウダールーム